口腔疾病就医指南

总主编 石 冰

牙病就医指南

主编 王 晴

科学出版社

北京

内 容 简 介

本书为"口腔疾病就医指南"丛书之一，是关于常见牙科疾病预防和治疗知识的医学科普读物。作者结合自身长期的临床工作经验，面向普通人群及广大牙病患者，简要介绍牙齿相关疾病的基本常识、引发疾病的原因和处理方法等公众比较关心和希望了解的内容。本书图文并茂，内容通俗易懂，从患者和家属的角度对口腔疾病深入浅出地进行介绍，希望这些内容能使读者对牙齿和牙病有一个初步的认识。

本书可作为牙科疾病患者和家属的科普读物，对口腔科医师和学生也有一定的参考价值。

图书在版编目（CIP）数据

牙病就医指南 / 王晴主编. —北京：科学出版社，2017.6
（口腔疾病就医指南/石冰主编）

ISBN 978-7-03-053174-2

Ⅰ. 牙… Ⅱ. 王… Ⅲ. 牙疾病–诊疗–指南 Ⅳ. R781.2-62

中国版本图书馆 CIP 数据核字（2017）第 128199 号

责任编辑：车宜平　丁慧颖　杨小玲 / 责任校对：张小霞
责任印制：赵　博 / 封面设计：龙　岩

科 学 出 版 社 出版
北京东黄城根北街 16 号
邮政编码：100717
http://www.sciencep.com
北京建宏印刷有限公司印刷
科学出版社发行　各地新华书店经销
*
2017 年 6 月第 一 版　　开本：720×1000　1/16
2025 年 3 月第五次印刷　　印张：9 1/2
字数：152 000
定价：**46.00 元**
（如有印装质量问题，我社负责调换）

《牙病就医指南》编写人员

主　编　王　晴

副主编　骆筱秋　杨　惠　张玉楠

编　委　（按姓氏汉语拼音排序）

黄汉尧　蓝健元　李　磊

林岩松　罗维佳　罗祥友

石佳玉　王　艳　魏　娜

伍　俊　张碧荷　邹　静

主 编 简 介

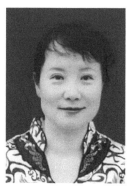

　　王晴　四川大学华西口腔医院主任医师,一级专家,国际牙医师学院院士,四川大学华西口腔医学院编辑部主任、编审,《华西口腔医学杂志》《国际口腔医学杂志》、*Bone Research*、《中国口腔医学年鉴》、*International Journal of Oral Science* 执行主编,中国高校科技期刊研究会副理事长、中国期刊协会理事、四川省科技期刊编辑学会副理事长、医学专业委员会主任,国家新闻出版广电总局教育培训中心特聘教授。

　　1986 年至今在华西口腔医院从事口腔医疗工作,具有丰富的临床经验及较高的诊疗水平,掌握口腔全科的最新理论和技能,能为患者提供精准的全方位治疗方案。近年来应用微创理论指导临床治疗,擅长诊治牙体和牙髓疾病、活动和固定义齿修复及牙槽外科手术。

　　从事科技期刊编辑出版工作 30 年,曾多次获得行业内各种奖励,2010 年获第二届中国出版政府奖优秀出版人物(优秀编辑)奖。2012 年被评为全国新闻出版行业领军人才。在工作实践中注意积累、总结经验,近年积极撰写、发表论著 80 余篇,其中多篇文章被评为优秀论文,主编、参编专著 6 部。

前　言

"牙痛不是病，痛起来要人命"是人人皆知的牙病体验。虽然痛是牙病留给患者最深刻的记忆，但牙病的危害，其实远不止疼痛之苦。龋病（也就是老百姓俗称的蛀牙）中的细菌、牙周病的细菌，会引起肾炎和心内膜炎，甚至会引起糖尿病、老年痴呆。口腔中幽门螺杆菌存在于牙菌斑、牙结石及口腔黏膜中，被证明可能是导致胃癌的罪魁祸首之一。不少研究发现，牙痛是心肌梗死的表征之一，但由于患者大意而多贻误最佳抢救时机。

牙病导致的牙列畸形和牙齿脱落，不仅影响面部美观和口腔健康，而且由牙病导致的牙齿过早脱落，还将明显影响患者的消化功能和营养吸收，降低生存质量。如果不及时治疗牙病，延误了治疗的最佳时机，不但会给医生造成治疗上的困难，而且会延长治疗周期，明显加重患者的经济负担。

由于对牙病防治的不重视，绝大多数牙病患者延误就医、不就医或者就医时不理解医生的治疗方案。认识上的不一致导致医患纠纷极易发生。患者还经常会出现牙痛时乱吃抗生素，牙龈出血时盲目吃止血药，口臭时不分青红皂白吃治胃病的药等乱象。

第三次全国口腔流行病学调查数据显示，全国龋齿的发生率高达90%以上，牙周病的发生率达到70%以上。世界卫生组织已将龋病和牙周病、癌症及心血管疾病并列为危害人类健康的三大疾病，而龋齿的就医率不足10%，远低于发达国家的就医水平。

鉴于此，我们有目的地组织四川大学华西口腔医院部分临床医务骨干根据自身接诊时常遇到的患者疑问，结合新媒体上的牙病知识，经过去伪存真、重新加工，按患者就诊的习惯、患者就诊时可能遇到的问题、牙病发生和发展的规律，将其科学地进行编排，希望既有利于患者查找，也有利于患者系统地学习和了解。我们设想，患者不论通过何种途径，只要对牙病基本原理、治疗流程、科室设置、治疗方案与材料方法等有了初步认识，就会利于医患双方的沟通和患者完成愉快的就医体验。所以我们愿意为此进行有意义的尝试。

本书是《口腔疾病就医指南》丛书之一，所以牙列畸形和颌面畸形等内容并未列入，相关内容请患者朋友参考丛书其他分册如《牙和颌面畸形就医指南》等。

再好的初衷，也难免在实现过程中留有遗憾。我们真诚希望广大患者在使用本书时，不断提出宝贵的意见和建议，以利于本书再版时修改和完善，以满足广大患者的需要。

王 晴

2017 年 2 月 28 日

于四川大学华西口腔医院

目　　录

上篇　牙病指南

下篇　牙病就诊医院指南

上篇

牙 病 指 南

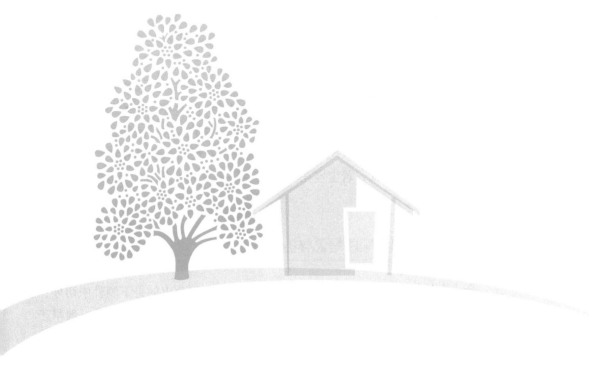

第一章 基本常识

本章主要介绍公众比较关心和希望了解的牙齿相关基本知识，希望通过这些内容使公众对牙齿的基本常识有一个初步的认识。

第一节 乳 牙

1. 什么是乳牙

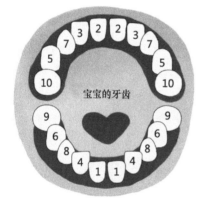

图 1-1 乳牙

人的一生有两副牙齿，第一副是在婴幼儿时期长出的牙齿，称为乳牙，共 20 颗，上颌和下颌各 10 颗。乳牙是儿童咀嚼器官的重要组成部分。只有健康的乳牙才能保障发挥正常的咀嚼功能，给颌面部的骨骼和肌肉提供功能性的刺激，使颌面部正常发育（图 1-1）。

2. 宝宝什么时候开始长牙

乳牙一般在宝宝出生后 6 个月左右开始长出来（又称"萌出"）。不同的个体，牙齿萌出的时间存在一定的差异。长牙早的宝宝在 4 个月左右即可萌出第一颗牙，而长牙晚的宝宝可能到 1 岁左右才萌出第一颗牙。在其他身体状况都正常的情况下，家长们不必因为宝宝在 6 个月左右未长牙而过分担忧，若宝宝在 1 岁以后还未见牙齿萌出，应去医院口腔专科进行检查。

3. 宝宝牙齿的萌出顺序是怎样的

牙齿会按照一定的顺序萌出。一般情况下，最先萌出的是下颌乳中切牙，随后依次萌出乳侧切牙、第一乳磨牙、乳尖牙和第二乳磨牙，下颌牙一般早于上颌牙。乳牙一般在出生后 6 个月左右开始萌出，2 岁半至 3 岁期间 20 颗乳牙全部萌出。个别宝宝萌牙顺序会稍有不同（图 1-2）。

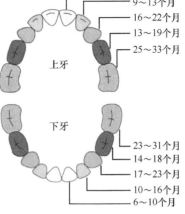

8～12 个月
9～13 个月
16～22 个月
13～19 个月
25～33 个月

上牙

下牙

23～31 个月
14～18 个月
17～23 个月
10～16 个月
6～10 个月

图 1-2　乳牙萌出顺序

4. 出生不久的宝宝牙龈上面的白色块状物是不是牙齿呢

若家长在出生后不久的宝宝牙龈上发现白色块状物，应及时就诊。以下三种情况均可能表现为牙龈上出现白色块状物。

（1）上皮珠：指新生儿牙槽黏膜上出现的角质珠，类似牙齿的白色或有些灰色的球状物，一般米粒大小，可出现一个、数个至数十个。

（2）诞生牙：指婴儿在出生时口腔中就已经存在的牙齿。

（3）新生牙：指在出生后 30 天内萌出的牙齿。

上皮珠是发育过程中残留的上皮形成的角化物，而非真正的牙齿，一般不需要治疗，数周可自行脱落。

诞生牙和新生牙为早萌的乳牙或多生牙，形态一般类似于正常牙齿，但是由于牙根尚未发育或发育少，比较松动。松动的早萌牙有误吸的可能，应及时拔除。对于松动度不大的牙齿，经专业医生评估后可予保留。有些早萌牙比较锐利，婴儿吮吸时可能造成舌腹的溃疡，可改变喂养方式，必要时可拔除。

5. 宝宝上面和下面的牙齿都长出来后，有时候发现宝宝夜晚睡觉时上下牙磨得吱吱作响，要不要看医生

这种情况医学上称为夜磨牙。关于宝宝夜磨牙的原因目前尚不完全清楚。有学者认为是由个别牙的咬合干扰造成的，有的认为与精神情绪紧张有关，也有人认为夜磨牙有一定的遗传因素。夜磨牙习惯持续时间长时，会导致乳牙严重磨损。因此，有夜磨牙的情况发生时，应到医院就诊，对于严重夜磨牙的宝宝，可以制作牙列保护𬌗垫，避免乳牙进一步磨损。

6. 宝宝长牙前，如何给宝宝护理口腔

从出生开始每天有规律地清洁口腔，有助于预防口腔疾病，建立良好的口

3

腔卫生习惯。家长可在喂奶后或宝宝进食其他辅食后让其喝一些白开水，以冲洗掉口腔内食物残渣。家长也可以在手指缠上干净纱布，蘸取清水轻轻擦洗宝宝的口腔，每天进行1~2次。

7. 宝宝长牙后，如何给宝宝护理口腔

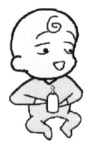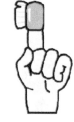

宝宝长牙后，家长至少每天为宝宝清洁口腔一次。在仅有前牙萌出时，家长可以在食指缠上干净纱布，蘸取温开水清洁牙齿、口腔黏膜、舌头等，注意在清洁牙齿时应清洁牙齿的每一个面。家长也可以购买市售的指套牙刷对宝宝口腔进行清洁（图 1-3）。采取的体位是膝对膝的方式。当宝宝的后牙萌出后，可以采用儿童软毛牙刷为孩子刷牙。采

图 1-3　宝宝指套牙刷

取的姿势是：让孩子仰卧，头枕在家长的腿上，家长一只手固定头部，另一只手持牙刷为宝宝清洁口腔。

在清洁口腔的过程中，宝宝可能会有一定的抵抗，其他家长可帮助固定。家长在给宝宝刷牙的过程中一定要注意和宝宝互动，可以给予鼓励和表扬，可配合刷牙动画等以增加刷牙的趣味性，让宝宝逐渐适应并喜欢上刷牙。孩子在 3 岁以内均应由家长帮助刷牙，3~6 岁可逐步尝试让自己刷牙，家长监督检查。如果前期能培养孩子良好的口腔卫生习惯，孩子在 6 岁以后应该可以很好地独立完成这项工作。

8. 宝宝长牙期有什么症状

无牙的宝宝如果开始喜欢咬东西，家长需要意识到宝宝可能要开始长牙了。宝宝长牙时通过咬东西可以刺激牙龈，使牙齿能够穿透牙龈顺利萌出；牙齿萌出时会刺激三叉神经，引起唾液分泌量增加，导致宝宝流口水；同时牙齿萌出时对牙龈造成刺激，导致宝宝不舒服，出现牙龈痒痒或牙龈疼痛的症状，此时需要为宝宝准备专门的磨牙工具；还有的宝宝出牙期会出现啼哭和烦躁不安的症状（图 1-4）；少数宝

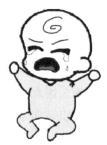

图 1-4　宝宝烦躁不适

宝还会出现发热和拉肚子的异常现象，此时需要请儿科医生检查，对症治疗。

9. 宝宝的牙齿怎么和大人的看起来不一样

乳牙共 20 颗，成人的恒牙有 28～32 颗。乳牙要比同名恒牙小。乳牙的颜色呈乳白色，而恒牙的颜色偏黄，这是因为乳牙牙体硬，组织更薄，矿化程度更低。乳牙抵抗酸的腐蚀作用较恒牙弱，这是乳牙较恒牙更易发生蛀牙（医学上称为"龋齿"或"龋病"）的原因之一。乳牙因蛀牙或外伤破坏严重时，症状却常常不明显，这是因为乳牙牙髓组织中的神经系统发育不健全，对外界刺激不敏感，因此生活中常因此延误了宝宝牙病的治疗。

10. 什么是窝沟封闭

窝沟封闭是在不损伤牙齿的情况下，给牙齿表面的点隙沟裂涂上一层保护剂，覆盖在牙齿的窝沟上，使牙齿不受细菌侵扰，从而达到预防蛀牙的目的（图 1-5）。

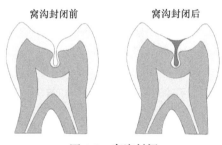

图 1-5 窝沟封闭

11. 宝宝的乳牙需要做窝沟封闭吗

牙齿的咬合面上有许多的沟裂，在进食后食物残渣容易堆积到这些部位，口腔中的细菌会利用这些食物残渣产酸，侵蚀牙齿，从而产生蛀牙。窝沟封闭是在牙齿的沟裂中填上保护性的材料，减少食物残渣的堆积，从而预防龋病。对于窝沟较深的乳牙是可以做窝沟封闭来预防蛀牙的，一般建议在宝宝 3 岁左右针对乳牙做窝沟封闭。

12. 宝宝的牙齿缝隙越来越大是怎么回事

家长们常常发现随着年龄增长，宝宝乳牙牙齿间的缝隙越来越大。这是因

5

为牙齿的大小形状在萌出之后是不变的，而颌骨随着年龄的增长而逐渐发育，牙齿间的缝隙就会逐渐变宽。这些间隙的出现有两个好处：一是有利于牙齿邻间隙的清洁；二是为恒牙的萌出提供空间。恒牙的体积要大于乳牙，这些空间为恒牙的正常萌出提供了足够的位置。若随着年龄增长，乳牙未出现间隙，宝宝有可能在换牙后出现恒牙拥挤的现象。

第二节　换　　牙

1. 人一生换几次牙

人的一生有两副牙齿——乳牙和恒牙，因此人的一生仅换一次牙。

2. 什么是恒牙

人的一生有两副牙齿，乳牙脱落后萌出的牙齿即为恒牙。恒牙数目为28～32颗。恒牙在口腔中行使功能的时间长，当恒牙因蛀牙或因其他疾病丧失后，无其他牙来替换。因此，保护好恒牙至关重要。

3. 小朋友换牙什么时候开始、什么时候结束

一般情况下，小朋友换牙从5～6岁开始，到12岁左右结束，换牙过程持续6～7年。换牙的时间个体差异较大：早的在5岁左右开始，到10岁左右完成全口牙齿的替换；晚的从7岁左右开始，到14岁左右结束。一般女孩换牙时间早于同龄男孩。

4. 小朋友换牙顺序是怎样的

通常情况下，下颌切牙（下门牙）最先替换，一般发生于6岁左右。接下来两年中，上颌切牙（上门牙）完成替换。在9～12岁，尖牙（虎牙）和磨牙完成替换。左右同名牙通常同时萌出，下颌牙萌出早于上颌同名牙（图1-6）。

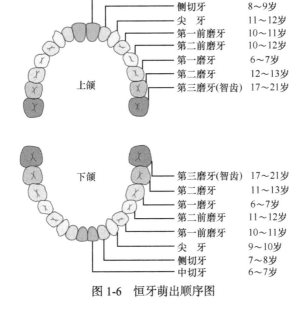

中切牙	7～8岁
侧切牙	8～9岁
尖 牙	11～12岁
第一前磨牙	10～11岁
第二前磨牙	10～12岁
第一磨牙	6～7岁
第二磨牙	12～13岁
第三磨牙(智齿)	17～21岁

上颌

下颌

第三磨牙(智齿)	17～21岁
第二磨牙	11～13岁
第一磨牙	6～7岁
第二前磨牙	11～12岁
第一前磨牙	10～11岁
尖 牙	9～10岁
侧切牙	7～8岁
中切牙	6～7岁

图 1-6 恒牙萌出顺序图

5. 为什么说"六龄牙"很重要

"六龄牙"即恒牙中的第一磨牙，位置在最后一颗乳牙的后部，一般在 6 岁左右萌出，因此称之为"六龄牙"。六龄牙是恒牙中使用时间最长的牙齿，在咀嚼过程中起重要作用，同时也是影响牙齿排列的重要因素，因此保证六龄牙的健康非常重要。六龄牙表面窝沟较明显，细菌及食物残渣容易堆积，此外，六龄牙位于口腔后部，儿童时期常常不能很好清洁这颗牙齿，因此，容易形成蛀牙。家长应重视六龄牙，督促儿童做好口腔清洁，同时及时进行窝沟封闭预防蛀牙（图1-7）。

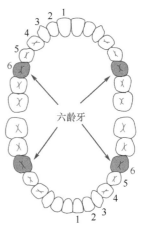

图 1-7 六龄牙位置

6. 恒牙为什么要做窝沟封闭

新萌出的磨牙（后牙）牙面窝沟点隙深，细菌及食物残渣易堆积，而磨牙位于口腔后部，不易清理干净，并且新萌出牙齿矿化不全，抵抗酸的能力弱，因此新萌出的磨牙极易形成蛀牙。窝沟封闭可以将这些窝沟点隙封闭起来，减少食物残渣的堆积，使牙齿更易被清洁，从而降低蛀牙发生的概率。

7. 小朋友换牙时牙齿排列不整齐，是否需要看医生

在换牙时，小朋友的牙齿会出现排列不齐的情况，出现这种情况时家长应及时带孩子到医院就诊。在医生判定为换牙时暂时的牙列不整齐，家长可不必太担心，随着换牙的进行，牙齿有自行排列整齐的可能性。若医生在检查后发现咬合发育有异常，可能需要早期进行干预。

8. 换牙阶段需不需要正牙（正畸）

换牙阶段是否需要矫正取决于孩子牙齿的状况。某些暂时性的牙齿排列不整齐，在后期可以自行调整；而有的情况需要在牙齿替换完成后再进行矫正；也有部分孩子需要在换牙时进行早期的引导性矫正。因此，家长们遇到孩子换牙时出现异常情况，应及时带孩子到医院就诊。

9. 替换的牙齿颜色比原来的牙齿黄，是正常的吗

乳牙脱落后，新长出的恒牙颜色偏黄，没有原来的乳牙白，这属于正常现象。这是因为恒牙的矿化程度较乳牙更好，牙齿外层的珐琅质（医学上称为"釉质"）更加透明，透射出内层牙本质的颜色，呈现出比乳牙黄的颜色。

8

10. 新长出的牙齿边缘不整齐，像锯齿一样，怎么办

乳前牙脱落后，新长出的恒牙切端不平整呈"锯齿状"，这属于正常现象。恒切牙由 3 个发育叶融合而成，在发育叶融合处向内凹陷，在唇面还可以看到两条浅浅的纵行发育沟。随着年龄的增长，锯齿会渐渐被磨平（图 1-8）。

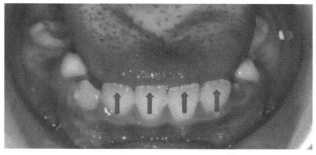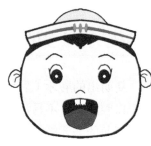

图 1-8　边缘呈锯齿状的新牙

11. 新长出的门牙为什么这么大

小孩子换牙的时候，家长们通常会发现新萌出的门牙特别大，很不协调。家长们不用担心，这是因为此时孩子的面部还未完全发育，脸比较小，而牙齿在萌出后大小是不变的。随着年龄的增长，小孩的颌面部逐渐发育，门牙会逐渐合适。

12. 新长的门牙之间有缝怎么办

小孩子换牙的时候，家长们通常会发现新长出的两颗大门牙之间有条缝隙，或者呈八字形。发现这种现象时，家长们不必过于担心。通常出现这种情况时，门牙旁边的两颗侧切牙还未萌出，侧切牙胚压迫门牙牙根的外侧，造成门牙间有缝隙。一般随着侧切牙的萌出，门牙间的缝隙会逐渐关闭。如果因其他原因造成门牙缝隙无法关闭，应及时就诊。如上唇系带过长，门牙间的缝隙无法关闭，可通过外科手术进行系带整形，再采用正畸的方法关闭缝隙。如果门牙之间有多生牙，也可能导致这种情况，这时应到医院进行检查，择期拔除多生牙，再关闭缝隙。

13. 新牙已经长出来了，但是旧牙未脱落怎么办

儿童在 6 岁左右开始进入替牙时期，家长们常常会发现下前牙出现"双排牙"的现象，或者乳牙发生严重的蛀牙时，恒牙在萌出后原来的乳牙仍未脱落，在医学上称这些情况为"乳牙滞留"（图 1-9）。出现这类情况时应及时就诊，由医生选择合适的时机拔除滞留的乳牙。家长们经常会担忧拔除乳牙后，错位的恒牙是否能够"归位"。一般情况下，滞留乳牙被及时拔除后，大部分恒牙能够回到正常位置，但是如果本身存在牙列拥挤、间隙丧失的情况，恒牙将无法完全"归位"到正常牙列中来。下前牙的乳牙滞留很大程度上是由于现在的儿童饮食过于精细导致缺乏足够的咀嚼刺激，替牙时乳牙牙根生理性吸收出现异常而造成的。因此，在平时生活中，家长应尽量鼓励儿童进食粗纤维含量高的食物，加强咀嚼锻炼。此外，对于因为严重的蛀牙导致的乳牙滞留，家长们应加强乳牙龋的预防并及时治疗，尽量避免因蛀牙导致的牙齿排列不整齐。

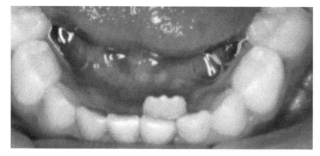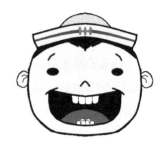

图1-9 下前牙"双排牙"

第三节 恒　牙

1. 成人一共有多少颗牙齿

　　一般情况下,成人有28~32颗牙齿。口腔中的智齿(又称尽头牙,第三磨牙),一般是在成年(18岁)后才逐渐长出,智齿的数目因人而异。有的人没有智齿,有的人智齿长在上边、或者下边、或者左边、或者右边,而有的人上、下、左、右边都可能长有智齿,这就导致每个人的牙齿数目不尽相同。如果不包括智齿,每个人都有28颗牙齿,均匀分布在口腔的上、下、左、右四个区域,每个区域7颗。这些牙齿从6岁左右开始逐渐萌出,大约13岁全部萌出。这些牙齿将伴随人的一生,正确使用和保护能够显著延长牙齿的寿命,每个人都应该对牙齿进行定期检查,对牙病进行早期预防和及时治疗。如果牙齿少于28颗,就可能是先天性缺牙,需要咨询专业的口腔医生,评估是否需要镶牙或植牙。若是智齿先天缺失,可不予处理。

2. 应该怎样刷牙才能把牙齿刷干净

　　牙齿干净整洁不仅能够保持牙齿、牙床和口腔的健康,还能增加自信。不刷牙或刷牙不认真会导致牙齿表面堆积细菌和食物,形成牙垢(牙结石和牙菌斑),引发蛀牙和牙龈炎症。正确刷牙不仅可以去除口腔中残留的食物,还能防止形成牙垢,减少蛀牙,清新口气。

　　巴氏刷牙法是目前认为的科学合理的刷牙方法,步骤如下:

　　(1)手持刷柄,拇指前伸比"赞"的手势。

　　(2)将牙刷对准牙齿与牙床交接的地方,刷上面牙齿时刷毛朝上(刷上排牙齿时刷毛朝上,涵盖一点牙龈,牙刷做水平短距离的运动。刷下排牙齿时刷毛朝下,依照同样的方式刷)。

（3）刷毛与牙齿成 45°～60°，同时将刷毛向牙齿轻压，使刷毛略呈圆弧，刷毛的侧边也与牙齿有相当大的接触。

（4）牙刷定位后，开始做短距离的水平运动，两颗、三颗牙前后来回刷约10次。

（5）刷牙时张大嘴，看到上排右边最后一颗牙。然后由右后方牙齿外侧面开始，刷到左边；然后左边咬合面（上下后牙吃东西、研磨食物的牙面，也叫"咀嚼面"）、左边牙齿内侧面再回到右边牙齿内侧面，然后右边咬合面。按照此顺序刷牙就不会有遗漏。

（6）刷咬合面时，也是两颗来回地刷。

（7）上面后边的牙齿内侧面是较不易刷的地方，刷毛仍对准牙齿与牙床的交接处，刷柄要贴近门牙。

（8）刷完上面的牙齿，再用同样的原则与方法刷下面的牙齿（图 1-10）。

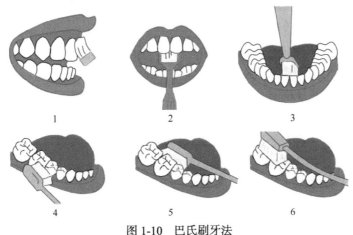

图 1-10　巴氏刷牙法

刷牙时力量不能大，不然会对牙齿和牙床产生损伤，引起牙齿缺损和牙床萎缩。

3. 刷牙应该刷多长时间

为了保证每个牙面都有足够的清洁时间，每次刷牙时间不应少于 3 分钟。为了控制牙垢，保持口腔卫生与口气清新，每天至少应早晚刷牙、餐后漱口。

4. 如何选择牙刷

应该选择刷毛柔软、弹性好、刷毛头部圆钝的牙刷，这样才能在清洁牙

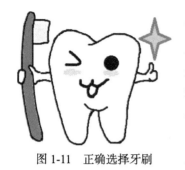
图 1-11　正确选择牙刷

齿的同时，不会对牙齿和牙龈造成伤害。牙刷不应该太大，否则很难刷到口腔后部的牙齿。此外还需考虑牙刷表面形状，波浪形的牙刷设计比较科学，牙刷接触牙齿后，短毛弯曲贴在牙面上，长毛则深入牙缝，清洁效果更好。也可考虑使用电动牙刷，电动牙刷可以设置刷牙时间，保证每次刷牙干净彻底（图 1-11）。

5. 电动牙刷刷牙效果是不是更好呢

随着电动牙刷的逐渐普及，许多人会纠结选择普通牙刷还是电动牙刷。二者相比，没有绝对的好坏之分，各有优劣，建议根据自己的实际需要进行选择。与普通牙刷相比，电动牙刷更为科学有效：①清洁能力优于传统牙刷；②电动牙刷高速旋转而产生的轻微振动，不仅能促进口腔的血液循环，对牙龈组织也有意想不到的按摩效果，舒适感优于传统牙刷；③刷头刷柄造型多变，使用乐趣优于传统牙刷；④使用普通牙刷时力度由使用者自己控制，有时候难免刷牙力度过大，或者采用不正确的横刷法，对牙齿及牙龈造成损伤，而电动牙刷可以让刷牙过程更加安全有效；⑤有效减少饮茶和喝咖啡等导致的牙渍，恢复牙齿本来色泽；⑥使用方便（图 1-12）。电动牙刷的初衷是为手不方便、不能使用传统牙刷的人设计的。电动牙刷最大的好处是可以缩短刷牙的时

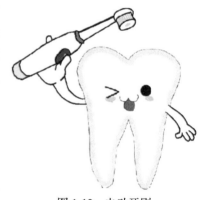
图 1-12　电动牙刷

间，对没有时间好好刷牙的人来说或许是不错的工具。但若是使用的方式不对，反而会对牙齿造成伤害。无论是电动牙刷还是传统牙刷，只要有重视牙齿健康的态度，好好地照顾牙齿，一口健康的牙齿就会忠实地陪伴你。

6. 如何选择适合自己的牙膏

现有牙膏主要包括普通牙膏、含氟牙膏、抗过敏牙膏和特殊药物牙膏。普通牙膏不含药物，仅有去污清洁的功能，可适用于所有人，特别是学龄前儿童。含氟牙膏是在普通牙膏的基础上，增加了氟化物来防治蛀牙。由于过量的氟化

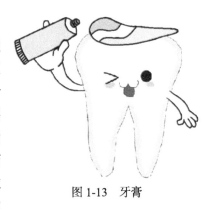

物影响儿童的骨骼和牙齿发育，儿童应慎用。含氟牙膏防治蛀牙的证据确切、效果明显、适用人群广，但应考虑地区特异性。如某些地区水质含氟高，本来就容易导致氟斑牙和氟骨症，就不能再使用含氟牙膏。抗过敏牙膏主要针对牙齿敏感的人群，直接涂抹于敏感部位后能够缓解牙齿的冷热刺激等不适症状。特殊药物牙膏主要包括具有消炎、美白或除臭等功效的牙膏，个人可根据自身需要选择适合自己的牙膏（图 1-13）。

图 1-13　牙膏

7. 药物牙膏是否比普通牙膏的效果更好呢

普通牙膏具有一般牙膏共有的清洁去污功能，如果牙齿健康情况较好，选择普通牙膏即可。药物牙膏是在普通牙膏的基础上添加一定药物，刷牙时牙膏到达牙齿表面或牙齿周围环境中，通过药物的作用，减少牙菌斑，从而起到预防蛀牙和牙周病的作用。如目前广泛使用的含氟牙膏，因为氟化物具有预防蛀牙的作用，氟化物与牙齿接触后，能够提高牙齿抵抗细菌的能力。但是药物牙膏也有其不足之处：①牙膏在口内停留时间短，难以在短时间内发挥药效，难以达到真正发病区域；②牙膏中的药品常因放置时间久而失去原有药效；③药物耐药性的问题。所以挑选牙膏时，应该根据自己的情况选择适合自己的牙膏。

13

8. 刷牙用冷水还是热水

建议用温水，减轻对牙齿的刺激。

9. 除了常规刷牙外还有哪些清洁牙齿的措施，为什么天天刷牙还会有牙结石

常规刷牙可以有效去除牙面的垃圾，但是牙刷只能够清洁 70%的牙面，难以到达牙间缝隙，残留的垃圾使牙缝成为蛀牙的好发部位，这就需要借助牙线、牙签或牙间刷来清洁牙缝（图 1-14）。

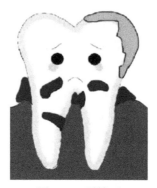

图 1-14　牙结石

10. 为什么要使用牙线，如何使用牙线

　　牙线能够去除牙刷无法到达的部分的垃圾，同时不会导致牙齿之间的缝隙增大，适用于所有牙齿的清洁。牙线有盒装手拉式牙线和棒状弓形牙线。使用盒装牙线时拉下一段，将线的两端绕在两手中指上，用右手大拇指及左手食指绷紧牙线，然后把牙线放入相邻的牙缝中，缓慢通过两个牙齿之间的缝隙到达牙齿根部近牙龈处，牙线紧贴牙面做上下移动或来回拉动，把两牙之间的脏东西"刮"下来，每一牙面建议上下"刮"4～6次，再在另一侧的牙面重复（图1-15）。牙线放入牙间时不要用力过猛，以免引起牙龈压伤造成疼痛出血。用餐后最好使用牙线，特别是晚饭后。

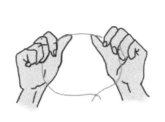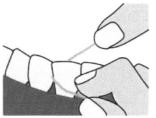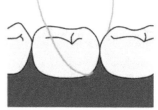

图 1-15　牙线使用方法

11. 如何使用牙签

　　牙签由于容易获得、方便携带和使用，成为国人使用最为广泛的饭后洁牙工具。其优点是可以清洁凹的牙面或牙根分叉区等一般用牙刷及牙线均不能达到的区域。不过牙签比较适合用于牙床萎缩和牙间隙增大的情况，年轻健康的人群如果牙床健康、牙间隙不大，最好不要使用牙签，避免"牙越剔越稀"。使用牙签时应将牙签的头以45°慢慢滑行到牙缝内，顺着牙缝剔。如果是上面的牙

齿应向下外侧剔，而下面的牙齿则向上外侧剔；如果是牙缝中塞了食物，可以用"穿刺"的动作来剔牙。使用牙签时动作要轻柔，不要将牙签尖用力压入健康的牙间乳头区，因为这样会使本来没有间隙的牙齿间形成缝隙，还可能造成牙床的损伤和炎症（图1-16）。

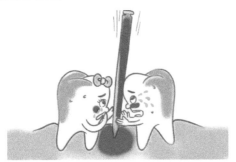

图 1-16　不正确的剔牙方式

12. 如何使用牙间刷

当牙齿由于年龄、牙周病或排列不齐等造成牙床萎缩、牙根暴露或形成明显的牙间缝隙时，普通牙刷的刷毛或牙线都无法充分进入牙缝内清洁牙齿，此时推荐使用牙间刷（也叫牙缝刷）。它与普通牙刷相似，但是刷头呈锥体形，有不同大小的型号，适用于不同宽度的牙缝，使用时要选择适合自己牙缝宽度的牙间刷，才能充分去除缝隙内的食物和牙垢（图1-17）。

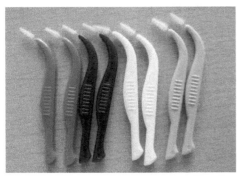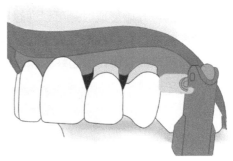

图 1-17　牙间刷

13. 一天刷几次牙

有人说是两次，也有人说应该三次、四次。实际上，每次进食后都应该及时刷牙，这样才能较好地清洁牙面及牙间隙，保护牙齿。但由于许多人不能坚持做到这一点，特别是儿童不易做到，所以我们提倡"早晚刷牙"、饭后漱口，一天刷牙不得少于两次，特别是晚上，更为重要。

14. 日常牙齿保健最重要的是什么

　　牙齿保健最重要的就是刷牙。如果牙床存在疾病，还应该增加使用牙线或牙间刷，刮去牙齿邻面和缝隙内的脏东西。不过，最严格最细致的刷牙也不能保证没有漏网之鱼，因此需要定期洗牙，做更彻底的清洁和维护（图1-18）。

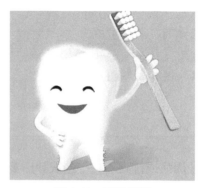

图 1-18　牙齿保健

15. 什么是牙菌斑

　　牙菌斑是由大量细菌合抱而成的一种细菌团块，呈小点状或者条形，贴在牙齿上。菌斑开始形成时是可以通过刷牙除掉的，如果长时间得不到处理，菌斑就会和唾液、食物残渣等发生化学反应，形成牙结石。牙结石越聚越多，堆积在牙齿或牙根表面，引起蛀牙和牙周疾病（图1-19）。

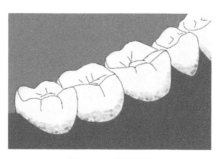

图 1-19　牙菌斑

16. 牙刷使用多久后更换，为什么要经常更换牙刷

牙刷应该 3 个月左右更换一次，如果是电动牙刷就应该更换刷头。牙刷使用一段时间后，圆钝刷毛长期接触牙齿，会磨得越来越尖锐，同时弯曲变形，会对牙齿和牙龈造成损伤，所以要定期更换。

17. 早晨是饭前刷牙还是饭后刷牙

晚上睡觉时，唾液的分泌量会减少，对口腔内细菌的清除作用减弱，因此早晨有必要对积累了一个晚上的口腔细菌做一番彻底的清理，所以早晨起床后应该在饭前刷牙，饭后漱口。

18. 饭后是立刻刷牙还是过一段时间再刷牙

饭后应该漱口，最好不要立刻刷牙。因为人们吃饭时，特别是吃酸性食物或喝果汁等饮料时，牙齿表面的珐琅质受到刺激而变松弛，如果饭后马上刷牙就会使牙齿珐琅质受到损害。因此，饭后不宜立即刷牙。正确的做法是，饭后先漱口，把口腔中的食物残渣清除掉。如果条件允许，饭后半小时到 1 小时之间刷牙（图 1-20）。饭后漱口，是维护口腔健康的良好习惯。漱口最好用温水。如果漱口水太烫，或在吃冷食后马上用热水漱口，容易引起牙痛。漱口水太凉或吃熟食后立即用凉水漱口，又会引起牙神经的痉挛，时间一长，牙齿的健康、寿命、咀嚼功能都会受影响。漱口方法一定要得当。步骤是：先含一大口水，闭口；用力鼓起腮帮子，使水在嘴里面充分接触牙面、牙龈和黏膜；同时利用水的冲力，反复冲击整个口腔，片刻后再吐出，使滞留在牙齿各部位、牙间隙、唇颊沟等地方的食物残渣被清除。重复几次，可使口腔内细菌和食物残渣数量大大减少。

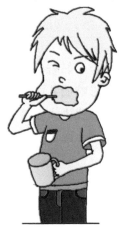

图 1-20 刷牙

19. 是否应该常规使用漱口水呢

常规刷牙和使用牙线都不能完全清除牙齿和口腔软组织表面的细菌，漱口水可以进一步除去牙面和软组织表面的菌斑，因此可以常规使用漱口水。

但这并不意味着漱口水可以完全替代刷牙等机械清洁方法。在刷牙后再使用漱口水，才可以保证清洁的效果。完善的口腔卫生维护应该是：刷牙、使用牙线（牙龈退缩者需使用牙间刷），再配合使用漱口水（图1-21）。选择漱口水时需要注意并不是所有的漱口水都能长期使用，使用前最好咨询专业的牙科医生。

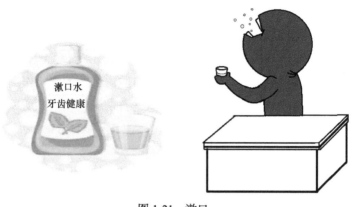

图 1-21　漱口

第四节　孕　　产

1. 孕妇如何进行口腔护理

孕妇若不能进行良好的口腔护理，不但容易诱发口腔疾病，而且还有可能影响胎儿的健康。孕妇口腔中的一些细菌及代谢产物有可能通过破溃的口腔黏膜进入血液，通过胎盘，威胁胎儿的健康。因此，孕妇一定要做好口腔护理（图1-22）。

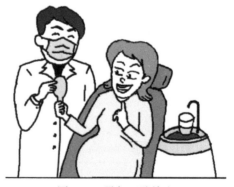

图 1-22　孕妇口腔检查

首先，在备孕之前，一定要做一次全面的口腔检查，及时治疗已有口腔疾病。

其次，建立良好的口腔卫生习惯。早晚认真刷牙，饭后漱口，用牙线清洁牙缝。牙刷宜选用刷头小的软毛牙刷。在孕早期，若恶心、呕吐等妊娠反应严重，刷牙时更易引发呕吐，可在餐后用温水漱口，清除食物残渣，在呕吐反应不严重时刷牙。呕吐过后不宜立即刷牙，因为胃酸会侵蚀牙齿，此时刷牙容易损伤牙齿，呕吐后可用苏打水漱口，1小时后再进行刷牙。

最后，应建立良好的饮食习惯。多吃天然食物，维持营养均衡。少吃甜、黏、软的食物，这些食物易引起蛀牙。

2."坐月子"的时候能刷牙吗

"坐月子，不刷牙"这个说法是错误的。"坐月子"期间，新妈妈因为身体处于恢复期和哺乳的原因，对营养需求较大，进食次数增多，进食甜性食物也可能增多。如果在这期间，新妈妈不注意口腔卫生，甚至不刷牙，极易引发新的口腔疾病或者加重原有口腔疾病。新妈妈切勿盲目听信老观念，应科学看待问题，加强口腔卫生（图1-23）。

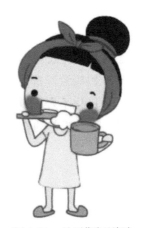

图1-23 月子期间刷牙

3. 为什么备孕前做牙齿检查很重要

口腔健康是全身健康的重要组成部分，与全身健康密切相关。若孕期出现口腔疾病，不但会影响孕妇自身的进食及营养，还有可能影响胎儿的生长发育，甚至有可能诱发流产、早产等不良妊娠结果。在怀孕期间，由于体内激素水平的变化、口腔卫生措施不佳或饮食习惯的改变，可能会导致原有口腔疾病加重或者出现新的口腔疾病。在孕早期、孕晚期均不宜进行复杂的口腔治疗，因为在这两个阶段，孕妇可能会因为紧张、疼痛等增加流产或早产的风险。因此，在备孕前应进行口腔检查，及时治疗口腔疾患，降低怀孕期间出现口腔疾病的可能性，降低对胎儿的不良影响。

4. 孕妇的口腔健康会影响胎儿的健康吗

孕妇的口腔健康会在一定程度上影响胎儿的健康。首先，如果准妈妈患有口腔疾病，会在一定程度上影响进食，从而影响到自身营养摄入及胎儿的生长发育。此外，如果准妈妈患有牙周病，牙周细菌会通过血液循环到达全身，就有可能导致胎儿早产和低体重。因此，准妈妈们孕前做好准备，孕期进行口腔健康维护非常重要。

5. 妈妈怀孕时的营养状况会影响宝宝乳牙的质量吗

宝宝的乳牙虽然是在出生后才萌出的，但在胎儿时期乳牙就已经开始发育了。在胚胎第 5～7 周时，乳牙开始发生、发育，如果准妈妈在这个时期营养摄入不足就可能造成乳牙牙胚发育迟缓。此外，如果这个时期准妈妈因发热等疾病导致营养缺乏也会影响到乳牙的发育。在胎儿 4～5 个月时乳牙牙胚开始钙化，即矿物质开始沉积。此时，如果准妈妈营养摄入不足，尤其是钙、磷等缺乏，会影响乳牙钙化，导致出生后乳牙钙化不好，抵抗龋坏能力下降，容易产生蛀牙。因此，准妈妈们在怀孕期间应注意营养的均衡摄入。

6. 孕妇能拍牙片吗

拍牙片即口腔 X 线检查。目前，关于小剂量的 X 线照射是否会对胎儿造成影响还没有科学论断。有学者认为 X 线照射对胎儿存在潜在的危害，但这与 X 线照射的剂量、照射部位、持续时间及妊娠时期有关。牙科 X 线片检查的剂量较小、持续时间短、照射范围局限于颌面部，相对来说较为安全。但一般情况下，孕妇应避免接受 X 线片检查，尤其在妊娠期的前 3 个月，胚胎处于形成期，对 X 线片较为敏感。如果妊娠期必须接受 X 线片检查，应注意用含铅围裙遮盖腹部。

7. 孕妇能打麻药吗

孕妇是可以用麻药的，尤其是局麻药对胎儿的发育没有影响（图1-24）。为避免怀孕后各种口腔疾病对准妈妈们造成困扰，备孕的女性应在怀孕前进行全面的口腔检查，治疗已经存在的口腔疾病，而不是在怀孕后出现口腔问题了才去就诊。

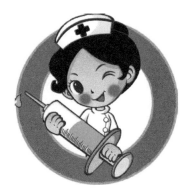

图1-24　打麻药

8. 孕妇可以补牙吗

对于简单的补牙，在孕期是可以进行的。但是在孕期的前3个月，孕妇常常会出现呕吐、焦虑、紧张等反应，如果这时接受治疗，孕妇可能会感到不适，有诱发流产的风险。在孕期的后3个月，孕妇一般体态笨重，在牙椅上接受治疗可能会感觉不适，有诱发早产的风险。因此，通常情况下，孕妇补牙宜在怀孕4～6个月时进行。

对于伤及牙髓的蛀牙，常伴有疼痛，需要做根管治疗，俗称"杀神经"。根管治疗本身对孕妇影响不大，但是在治疗过程中需要拍摄牙片，有时为了控制急性炎症需要全身用药，可能会对胎儿产生不良影响。对于这类治疗，建议先采取最简单的治疗方式解除疼痛，在生完宝宝后再完成治疗。

9. 孕妇可以洁牙吗

孕妇是可以洁牙的。妊娠期间，因为孕妇体内激素水平的变化，口腔卫生清洁措施不到位，常常出现牙龈出血、红肿，即妊娠期牙龈炎。洁牙可以用于治疗妊娠期牙龈炎，缓解相应症状。目前最常用的是超声洁牙机洗牙，是通过超声波的高频振荡去除附着于牙面的牙结石、牙菌斑。洁牙仅作用于口腔局部，对孕妇及胎儿不会造成影响。但需要注意的是，孕妇一定要选择正规医院或牙科诊所的专业医务人员进行洁牙，确保有效洁牙，避免感染其他疾病（图 1-25 ）。

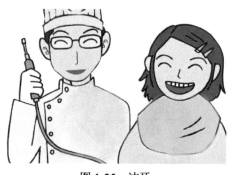

图 1-25　洁牙

（王　艳　杨　惠）

第二章　牙病分类和就诊科室

　　不同的医院对就诊科室有不同的定义，大型专科医院和综合医院在分科上存在差别，此处将可能涉及的科室列出，仅供参考。

1. 所有儿童牙齿疾病或牙齿外伤就诊科室

　　对于口腔专科医院，14 岁以下儿童口腔问题建议到儿童口腔科就诊，14 岁及以上青少年建议去牙病相应科室就诊。

2. 儿童牙病预防、窝沟封闭治疗就诊科室

　　儿童牙病首选儿童口腔科就诊，如未设置该科室，可去口腔预防科、口腔内科就诊。

3. 孕妇牙病就诊科室

　　怀孕期间的牙齿问题可去孕妇口腔门诊就诊，如未设立该门诊，可去全科门诊进行初步检查诊断。

4. 补牙就诊科室

　　补牙可去全科门诊、牙体牙髓科或口腔内科就诊。

5. 镶牙、种牙就诊科室

　　镶牙、种牙到口腔修复科和口腔种植科就诊。

6. 拔牙就诊科室

拔牙到口腔外科门诊或全科门诊就诊。

7. 正牙就诊科室

如果觉得自己牙齿不整齐,想箍牙(牙齿矫正),可去口腔正畸科就诊(图 2-1)。

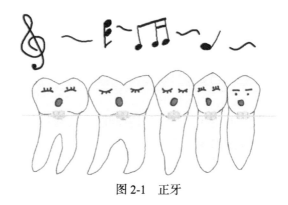

图 2-1　正牙

8. 蛀牙、牙齿疼痛、牙龈长包就诊科室

当牙齿表面形成牙洞,吃东西时有食物掉入,或是出现牙齿疼痛或牙龈长包的情况,需要去全科门诊、牙体牙髓科或口腔内科进行治疗(图 2-2)。

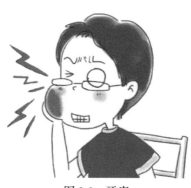

图 2-2　牙痛

9. 牙齿过敏就诊科室

牙齿出现冷热刺激不适症状,或是吃东西时出现"酸痛"的感觉,可去全

科门诊、牙体牙髓科或口腔内科进行治疗。

10. 牙齿颈部缺损、敏感就诊科室

当牙齿不整齐或是刷牙方法不当时，可见牙齿颈部靠近牙龈的地方形成楔状或线状的缺损，喝冷热水或触碰时敏感不适，此时需要进行治疗，可到全科门诊、牙体牙髓科或口腔内科就诊（图2-3）。

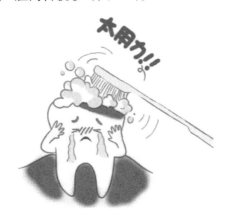

图 2-3　刷牙用力太大

11. 牙齿折裂或隐裂就诊科室

牙齿咬硬东西时被咬崩了，或是不小心吃到辣椒或其他食物时出现剧烈疼痛，可去全科门诊、牙体牙髓科或口腔内科进行治疗（图2-4）。

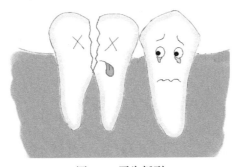

图 2-4　牙齿折裂

12. 牙齿颜色异常就诊科室

牙齿有牙垢或色素附着导致牙齿颜色发黄、发黑，可去牙周科、全科门诊、

牙体牙髓科或口腔内科进行洗牙治疗；若是牙齿颜色暗淡发黑或是表面有斑片状的白色团块，希望做烤瓷牙，可去口腔修复科或全科门诊就诊。

13. 牙齿美白或漂白就诊科室

牙齿美白或漂白可去牙体牙髓科、全科门诊或口腔内科进行治疗。

14. 牙齿美容就诊科室

牙齿美容首选美容牙科就诊，如未设置该科室，可去全科门诊或口腔修复科就诊（图 2-5）。

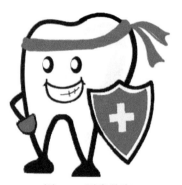

图 2-5　牙齿美容

15. 氟斑牙和四环素牙就诊科室

轻中度氟斑牙和四环素牙可以去全科门诊、牙体牙髓科、口腔内科进行美白治疗，重度氟斑牙和四环素牙可去全科门诊、口腔修复科行贴面或冠修复。

16. 牙齿先天形态或数目异常就诊科室

牙齿先天形态或数目异常可去全科门诊、牙体牙髓科、口腔内科或口腔外科进行治疗。

17. 牙齿间出现缝隙或缝隙增大就诊科室

牙齿间缝隙可由多种原因造成，有些是先天存在的缝隙，如需关闭缝隙，可去正畸科、修复科、全科门诊或牙体牙髓科就诊。如为牙周病导致缝隙增大，需要去牙周科就诊。如为缺牙所致间隙，需要到种植科、修复科或全科门诊就诊（图2-6）。

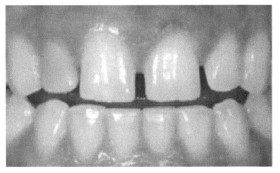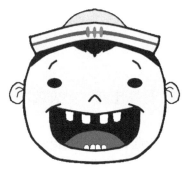

图2-6　牙缝太大

18. 牙齿外伤脱落或折断就诊科室

　　牙齿发生外伤后完全脱落或是部分折裂需要尽快携带脱落的牙齿和折片到口腔医院，儿童外伤去儿童口腔科就诊，成人外伤去口腔外科、全科门诊或牙体牙髓科就诊，视情况行脱落牙齿复位术、松牙固定术或牙髓治疗术（图2-7）。

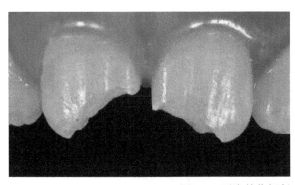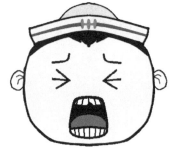

图2-7　牙齿外伤折断

19. 夜磨牙和牙齿磨耗就诊科室

　　长期夜磨牙不仅导致牙齿磨耗，引发牙齿敏感或疼痛，还会引起面部及耳前关节区疼痛不适或张闭口时关节弹响，需去颞下颌关节科就诊（图2-8）。

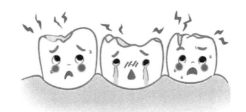

图 2-8　牙齿磨耗

20. 牙龈出血、上火或发炎就诊科室

晨起、刷牙或吃饭时发现口内有血液，伴牙龈红肿，可去牙周科、全科门诊或口腔内科就诊。

21. 牙齿松动就诊科室

牙齿松动的原因和程度不同，处理方式也不同，可先去全科门诊、牙周科或口腔内科就诊，做初步检查后再确定进一步就诊科室。

22. 智齿（尽头牙）反复发炎疼痛就诊科室

智齿（尽头牙）冠周反复发炎或想拔除智齿，可去口腔外科门诊或全科门诊就诊（图 2-9）。

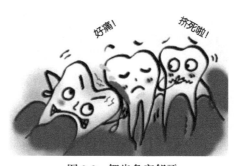

图 2-9　智齿危害邻牙

23. 颞下颌关节病变就诊科室

张闭口时一边或两边关节发生弹响、疼痛、开口困难，或者张大口时关节脱位，建议去颞下颌关节科就诊（图 2-10）。

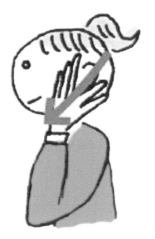

图 2-10　颞下颌关节疼痛

24. 牙齿不整齐、"龅牙"、"地包天" 就诊科室

牙齿拥挤不整齐，或是牙齿间缝隙过大，需要进行正牙"箍牙"治疗，可去正畸科就诊。如果不愿意正牙又想牙齿整齐美观，可去修复科就诊（图 2-11）。

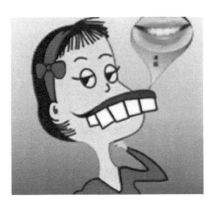

图 2-11　龅牙

25. 反复塞牙就诊科室

吃东西时总是反复塞牙，可去塞牙专科门诊就诊或去全科门诊进行初步检查诊断后再行进一步治疗（图 2-12）。

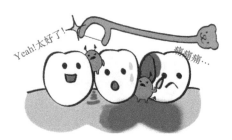

图 2-12　牙线清除塞牙食物

26. 残根残冠就诊科室

如残根残冠不能保留，可去口腔外科和全科门诊就诊，如想保留残根残冠可去修复科和全科门诊就诊。

27. 口腔黏膜长溃疡或斑纹就诊科室

口腔黏膜溃疡或斑纹类疾病首选口腔黏膜科，对于没有专门设立口腔黏膜科的医院，可去口腔内科就诊（图 2-13）。

30

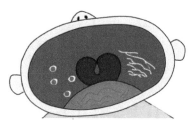

图 2-13　口腔黏膜溃疡和斑纹

28. 口腔黏膜溃烂发生菜花样病变就诊科室

口腔黏膜溃烂发生菜花样病变首选口腔黏膜科和口腔外科就诊。

29. 舌头病变就诊科室

舌头病变首选口腔黏膜科，对于没有专门设立口腔黏膜科的医院，可去口腔内科或口腔外科就诊（图 2-14）。

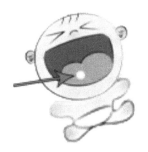

图 2-14　舌头病变

30. 口腔黏膜干燥、烧灼不适就诊科室

口腔黏膜干燥、烧灼不适可能是唾液腺萎缩或是患了灼口综合征，首选口腔黏膜科，对于没有专门设立口腔黏膜科的医院，可去口腔内科就诊。

31. 嘴唇干燥、皲裂、脱皮就诊科室

嘴唇干燥、皲裂、脱皮首选口腔黏膜科，对于没有专门设立口腔黏膜科的医院，可去口腔内科就诊。

32. 口腔黏膜或嘴唇长水疱就诊科室

口腔内牙龈、颊黏膜、腭黏膜、舌黏膜或是嘴唇出现密集成群或数群水疱，可能是感染了疱疹病毒，首选口腔黏膜科，对于没有专门设立口腔黏膜科的医院，可去口腔内科就诊。

33. 口腔黏膜感染就诊科室

若口腔黏膜发生真菌感染或病毒感染，首选口腔黏膜科，对于没有专门设立口腔黏膜科的医院，可去口腔内科就诊。

34. 艾滋病口腔病变就诊科室

确诊感染艾滋病后，首先应进行规范化的抗艾滋病治疗。如果发生口腔黏膜的病变，首选口腔黏膜科，对于没有专门设立口腔黏膜科的医院，可去口腔

内科就诊（图 2-15）。

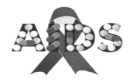
图 2-15　艾滋病

35. 三叉神经痛就诊科室

三叉神经痛建议去口腔外科或耳鼻喉科就诊（图 2-16）。

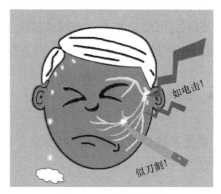

如电击！

似刀割！

图 2-16　三叉神经痛

36. 面瘫就诊科室

面瘫建议去口腔外科或耳鼻喉科就诊（图 2-17）。

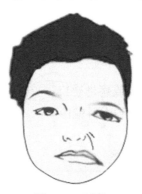

图 2-17　面瘫

（杨　惠）

第三章 牙病常识

本章将对与牙齿相关的常见疾病，以及引发疾病的原因和处理方法进行简短的介绍，使读者对牙病有一个基本的了解和认识。

1. 什么是蛀牙，有了蛀牙怎么办

蛀牙，医学上称为"龋齿"，是牙齿在口腔细菌的作用下形成的白点、白斑或黑洞。糖类的摄取，特定的口腔细菌（如某些链球菌、乳杆菌），以及患者本身对蛀牙是否易感是蛀牙发生的主要因素。食物中的糖类经过口腔中的细菌发酵而生成有机酸，有机酸会破坏牙齿附近的酸碱平衡，当酸度达到一定程度时，牙齿便会脱钙。刚开始牙齿的珐琅质会出现不透明的白点，若脱钙的过程继续，牙齿便会变软形成牙洞，最后形成蛀牙。糖类食物摄取越多，在口腔中停留的时间越长，形成蛀牙的概率就越大。发现蛀牙要及时治疗，最大限度地保留牙髓神经、保存患牙（图 3-1）。

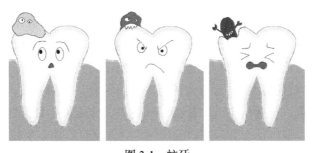

图 3-1　蛀牙

2. 喝饮料会引起蛀牙吗

答案是肯定的。饮料对牙齿的攻击力非常强，尤其是碳酸饮料，里面所含的糖类物质和酸性物质会导致牙齿表面的珐琅质溶解破坏。长期频繁地喝碳酸饮料会引起大量牙齿甚至全口牙齿的龋坏。儿童由于牙齿发育未完成，对酸性物质抵抗力弱，牙齿更易被溶解破坏，所以儿童一定要少喝饮料、尤其是碳酸饮料（图 3-2）。

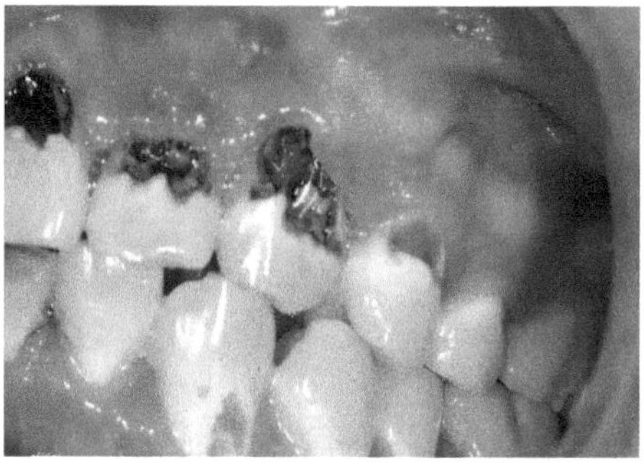

图 3-2　碳酸饮料导致的蛀牙

3. 蛀牙会遗传吗

蛀牙是否会遗传，目前没有定论。在实际生活中，可能会发现父母易患蛀牙，孩子的牙齿也易患蛀牙。很难区分造成这种现象的原因是遗传因素，还是由于同一个家庭的成员有相同的生活习惯，其对口腔保健持有相同的态度所致。目前普遍认为，遗传因素和环境因素均对蛀牙有一定程度的影响，而环境因素更为重要。因此，在实际生活中，应培养良好的饮食习惯、口腔卫生习惯，积极预防蛀牙的发生。

4. 蛀牙会传染吗

蛀牙不是一种传染性疾病。虽然蛀牙是某些细菌引起的口腔疾病，但蛀牙不是由于细菌这一个因素就能形成的。蛀牙的发生与个人的牙齿结构、饮食结构、口腔卫生习惯等因素密切相关。蛀牙虽然不是传染性疾病，但引发蛀牙的细菌可通过亲吻、共用餐具等行为传播。目前，有科学研究发现，母亲口腔内引发蛀牙的细菌可传播给宝宝，传播时间越早，宝宝发生蛀牙的风险就越高。因此，妈妈们应积极预防和控制口腔内的蛀牙，降低宝宝以后得蛀牙的风险。

5. 乳牙要被替换，乳牙坏了还需要治疗吗

很多家长误以为孩子的牙齿是要替换的，没有治疗的必要。这种想法是完全错误的。乳牙对于孩子的咀嚼、面部发育、营养摄入均会造成影响，同时乳牙蛀牙可能影响恒牙的萌出、发育等。乳牙坏了不但要及时治疗，更要及早预防。对于乳牙蛀牙的治疗方案，需要考虑牙齿的情况、替换时间等因素，由专

业的医生来评估。严重的乳牙蛀牙（龋坏）不但影响孩子进食，还可能引起牙龈脓疱和面部肿胀（图 3-3，图 3-4）。

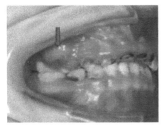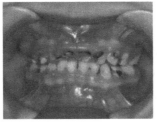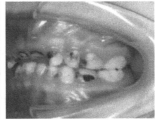

图 3-3　严重的乳牙龋坏（蓝色箭头：乳牙龋坏导致的牙龈脓疱）

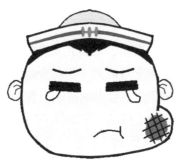

图 3-4　乳牙龋坏引起的面部肿胀

6. 乳牙龋坏如何治疗

　　不同程度的乳牙龋坏，治疗方法也不尽相同。乳牙早期脱矿可进行涂氟处理，定期观察。未累及牙髓（俗称牙神经）的龋坏，可进行充填治疗和（或）金属预成冠修复，一般就诊 1~2 次即可完成（图 3-5）。累及牙髓的龋坏需要进行牙髓相关的治疗，一般需 2~3 次才能完成。而严重龋坏的乳牙因可能影响到下方的恒牙胚，需进行拔除。若对应的恒牙短时不会萌出者，需要制作间隙保持器，防止邻近的牙齿移位。

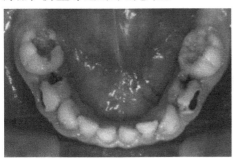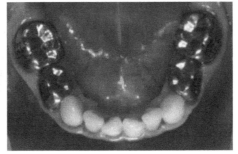

图 3-5　乳牙龋坏后金属预成冠修复前后对比

（左：金属预成冠修复前；右：金属预成冠修复后）

7. 局部麻醉会影响孩子的智力吗

在牙科治疗中，很多时候需要注射局部麻醉药物。许多家长担心局麻药物影响孩子的大脑发育。这种担心是多余的，局部麻醉不会影响孩子的智力。牙科治疗时的局部麻醉，是将局麻药物注射入局部组织内或神经干分支附近，阻止神经末梢疼痛刺激的传入而产生麻醉效果。局麻药物仅作用于局部组织，不通过大脑屏障，不会影响孩子智力。

8. 全身麻醉会影响孩子的智力吗

对于一些有牙科恐惧症的患儿、低龄儿童及智力障碍患儿，无法配合常规门诊治疗，通常医生会建议在全身麻醉（简称全麻）状态下进行牙病治疗。那么全麻下进行牙病的治疗究竟会不会影响孩子的智力呢？

美国食品药品监督管理局（FDA）在 2016 年 12 月 14 日发布了最新指南，解析了全麻药物及镇静药物对婴幼儿大脑发育的影响，总结如下：①反复多次长时间的麻醉，会影响 3 岁以下孩子的大脑发育。②单次短时间的麻醉，不会影响孩子的行为和学习能力。③未处理的疼痛会对儿童和其神经系统造成伤害。

因此，是否需要在全麻下进行牙病治疗，需医生全面评估口腔疾病治疗的紧迫性，考虑治疗需求及治疗难度，和家长共同权衡全麻的利弊，做出选择（图 3-6）。笔者认为：

单次短时的麻醉（小于 3 小时），目前研究表明不会对大脑发育造成影响，必要时可选择全麻下治疗。

3 岁以上的孩子，目前研究未见麻醉药物对其大脑发育的影响，必要时可选择全麻下治疗。

3 岁以下的孩子，如果蛀牙多，治疗时间可能超过 3 小时，建议家长和口腔医生沟通，权衡全麻手术的利弊，包括目前的口腔疾病是否已经影响孩子的咀嚼、生长发育、发音、心理发育等，综合考虑后做出选择。如果仅有个别蛀牙，建议家长加强思想教育和沟通，争取让孩子配合常规治疗。

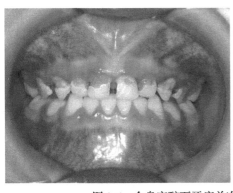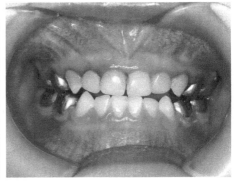

图 3-6 全身麻醉下牙病单次治疗前（左）后（右）对比

9. 孩子的牙受伤了，磕掉了一块怎么办

牙齿外伤后折断，或发现折断的地方有红色组织露出时，应及时到专业的口腔机构就诊，避免延误最佳治疗时机。有时牙齿折断后没有任何症状，往往被家长忽略，等牙齿变黑，或出现牙龈脓包后才去就诊。此时，受伤牙齿的牙髓（牙神经）已经坏死，就只能选择更加复杂的治疗方式，不但复诊次数多、费用高，而且预后也可能更差（图 3-7）。

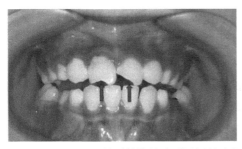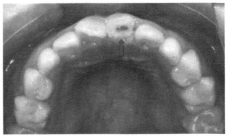

图 3-7 上前牙外伤导致牙冠折断（左）和外伤导致上前牙牙髓暴露（右）

10. 孩子的牙受伤了，整个牙齿掉出来了怎么办

孩子受伤后导致整个牙齿（换的新牙）掉出来，应立即找到磕掉的牙齿，捏住牙冠部位，就近用自来水冲洗 10 秒左右，将牙齿表面的脏东西冲洗掉。然后，将牙齿浸泡到生理盐水或纯牛奶中，尽快到专业的口腔机构就诊。牙齿离开身体的时间越短，再植术后的效果就越佳。若孩子受伤时导致乳牙整个掉出来，也应尽量找到脱落的牙齿，及时到医院就诊。患儿年龄一般较小，不建议将牙齿放回牙槽窝或含在患儿口中，避免患儿将牙齿吞咽进去。乳牙脱落后，

一般不再进行再植。

11. 乳牙出现"地包天"的情况需要矫治吗

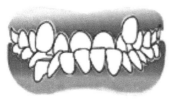

图 3-8 牙齿"地包天"

"地包天"即前牙反咬合（图 3-8）。正常的前牙咬合关系是上前牙咬合于下前牙的唇侧，而"地包天"是下前牙咬合在上前牙的唇侧。前牙反咬合可限制上颌骨的发育，出现面部中分凹陷，影响容貌。早期矫正可减轻前牙反咬合对颜面部发育的影响，改善容貌。乳前牙反咬合的最佳矫治时期为 3～4 岁。因 3 岁以下的儿童一般不会配合佩戴矫治器，5 岁后乳前牙牙根已经开始出现生理性吸收，此时矫正牙齿可能加速牙根吸收使得乳牙过早脱落，丧失治疗意义。

12. 牙齿上的白斑是什么，如何处理

牙齿上的白斑可由多种原因引起，通常健康的牙齿表面出现的白斑称为"龋白斑"，这是蛀牙的早期症状，如果继续发展就会形成牙洞，此时需要注意口腔卫生、认真刷牙，去口腔科进行牙齿表面涂氟治疗，阻止病变进一步发展，也可直接使用含氟牙膏。如果同一个时期萌出的牙齿表面均有白色或褐色的斑块，可能是氟斑牙，这是由长期摄入过量氟导致的。大家可能会觉得很有意思，龋白斑的治疗方法是涂氟，而氟过量又会导致氟斑牙。其实不必担心，氟过量形成的氟斑牙是牙齿发育过程中全身摄入大量氟导致，而龋白斑涂氟是局部使用。

13. 为什么要定期洗牙

沉积在牙齿表面的牙结石、烟斑、菌斑和色素，不仅影响美观，还会刺激牙床，引发牙龈炎症、出血、肿胀，导致牙周病和口臭等口腔问题。如果得不到处理，堆积的菌斑和牙结石会进一步破坏牙根周围的骨头，使得牙床萎缩、牙根暴露、牙齿松动或脱落。而这些仅靠日常的刷牙是刷不掉的，需要牙医使用专用器械把它清洗干净，称为洗牙，医学上又叫"洁牙"（图 3-9）。

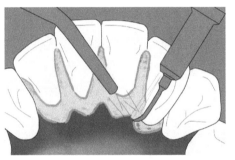

图 3-9   清除牙结石

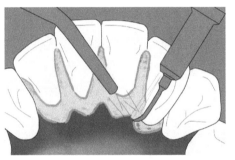

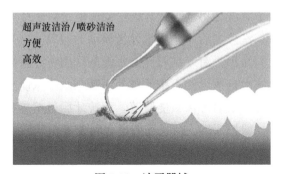

14. 洗牙使用什么设备

目前常用洁治方法包括超声波洁治、喷砂洁治和手工洁治。这些清洁方法对牙齿都是有益无害的。如果仅有牙结石，则用超声波洁治就可以。如果牙结石少而色素多，可选择喷砂洁治。如果牙结石和色素都多，则建议超声波和喷砂联合应用。对于牙龈下牙结石较多的、牙周情况很差的，建议在做完超声波洁治一周后进行手工刮治，效果更好（图 3-10）。

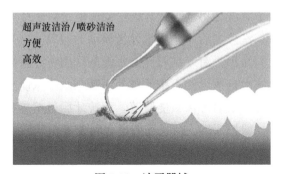

超声波洁治/喷砂洁治
方便
高效

图 3-10   洁牙器械

15. 洗牙对牙齿有伤害吗

洗牙对牙齿没有伤害，就像没有必要担心洗碗会将碗洗薄一样。但是，洗牙的方法很重要。对于超声波洁牙，要控制好超声波洁牙头与牙面的角度，并且不能在同一个点震动过久，此外要控制好洁牙机的功率。操作者的动作要轻柔，避免动作粗暴造成牙齿损伤（图 3-11）。

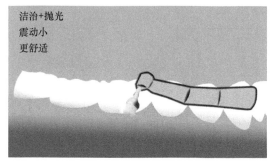

洁治+抛光
震动小
更舒适

图 3-11　牙齿抛光

16. 多长时间洗一次牙比较合适

通常半年到一年洗一次牙。具体时间根据个人口腔状况和牙科医生的建议而定。

17. 为什么洗牙之后有牙齿松动的感觉

首先大家需要了解洗牙不会导致牙齿松动。但是对于牙周状况不佳，并伴有大量牙结石的人，洗牙之后就会出现牙齿松动的假象。这是因为这些牙齿本来就已经松动了，只是因为有牙结石充当水泥的作用将牙齿连在一起，导致没有主观松动感。事实上这些牙结石中的细菌不断刺激牙床使支撑牙齿的土壤越来越差，如果不处理，最后牙齿只能脱落。而洗牙后虽然感觉牙齿松动，但是能够去除有害因素，保护牙齿，就长远考虑有利无害。

18. 为什么有些人洗牙之后会感觉牙缝变大

如果牙周状况良好，洗牙之后就不会出现这个问题。如果牙结石非常多，填满了原本属于牙龈的位置，将牙齿之间的缝隙塞满，洗掉这些牙石后牙缝就露出来了，所以感觉牙缝变大。而这只是自己的主观感觉，事实上牙缝并没有变大。

19. 为什么有的人洗牙后感觉牙齿发酸、敏感

牙结石黏附在牙齿表面就像牙齿穿了一件衣服，当脱掉这件衣服后牙齿在短期内会不适应，产生"发凉""发酸"的感觉，但是这些症状会在一周左右消

失。牙齿的不适感还与牙齿表面牙釉质和牙骨质的接触模式相关，大约 10%的人群牙颈部直接暴露牙本质，就会有明显的不适感（图 3-12）。

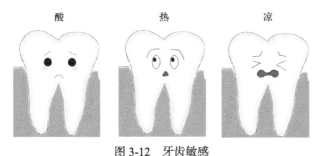

酸　　　　　热　　　　　凉

图 3-12　牙齿敏感

20. 洗牙之后的注意事项有哪些

短期内不吃过冷过热的食物，不吃太硬的食物，等牙齿适应后，这些症状就会逐渐缓解（图 3-13）。

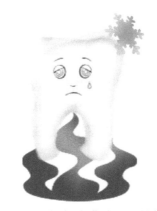

图 3-13　洁牙后短期内不吃硬东西

21. 洗牙会不会疼痛，会不会出血

洗牙不会疼痛，但是个别牙齿会有酸凉的感觉。如洗牙过程中出现这些感觉时应及时告诉医生，医生可以调整超声波功率或使用手工刮治来避免不适。洗牙会不会出血和牙周情况有关，如果牙周没有炎症，洗牙一般不会出血。如果牙龈出血，出血量一般与牙结石量和牙龈炎症程度成正比，牙周炎症程度越重则出血越多。

22. 成人能不能做正畸

人的牙槽骨一生都处于变化之中，因此任何年龄段的人进行正畸都没有限制。但是，由于成人的牙槽骨修复能力低于青少年或儿童，因此成人正畸的疗程一般会比青少年长（图3-14）。

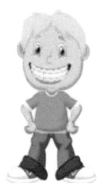

图 3-14　成人正畸

23. 什么是牙齿漂白治疗

牙齿漂白治疗是指通过漂白剂的作用使牙齿变白的一种美容方法。主要用于轻中度氟斑牙、四环素牙和变色无髓牙。常用的漂白剂为过氧化氢，可以在医院诊室内由医生操作漂白，也可以用家庭套装在家里自行漂白（图3-15）。

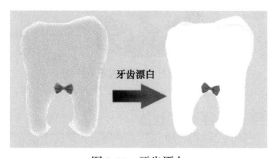

牙齿漂白

图 3-15　牙齿漂白

24. 牙齿敏感是怎么回事

吃东西或者喝水时，尤其是进食过冷、过热或酸甜食物时，牙齿有"酸痛"或"凉"的感觉，有些甚至是刺痛不适，这就是牙齿敏感，俗称"倒牙"，医学上称为牙本质过敏症。牙龈萎缩导致的牙根暴露、牙周病、蛀牙、牙齿磨耗、牙齿楔状缺损、牙齿隐裂都可能引起牙齿敏感，此时需要请专业的医生诊断，对症治疗。如果牙齿没有这些病变仍然非常敏感，可进行脱敏治疗。

25. 牙齿楔状缺损是什么

　　牙齿颈部靠近牙龈的地方出现的"V"形缺损，形状与木匠用的楔子相似，称为楔状缺损。楔状缺损好发于双侧牙弓转角处的尖牙及尖牙后面的两颗牙齿。长期横向刷牙或用过硬的牙刷和过猛的力量刷牙都可能使转角处的牙齿受到很大的磨耗，形成楔状缺损；牙齿颈部的珐琅质少，结构薄弱，耐磨能力差，当牙龈退缩使牙颈部暴露后，极易形成楔状缺损；研究还发现酸性物质和口腔中的细菌也与楔状缺损有关，胃炎患者、反酸患者和牙颈部有牙菌斑的患者易形成楔状缺损。症状轻微、缺损较少的情况下，局部可以不用处理，使用软毛牙刷，避免横向刷牙，推荐使用巴氏刷牙法。症状较重的需要对缺损进行充填修复，防止缺损进一步扩大，同时可以缓解症状。对于重度缺损引发牙髓炎和根尖周炎的患者，要及时进行根管治疗（图 3-16）。

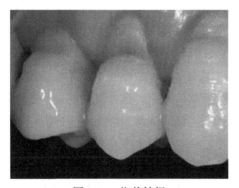

图 3-16　楔状缺损

26. 夜磨牙如何处理

　　有些孩子在换牙阶段有夜磨牙的习惯，这可能是建立正常咬合关系的一个过程，随着咬合关系形成，夜磨牙的习惯会逐渐消失，故无需治疗。但是有些成人晚上睡觉时上下牙齿不自觉地磨得吱吱作响，第二天起床后发现面部肌肉酸痛，如不及时处理，还会导致牙齿磨耗、敏感甚至疼痛，引发颞下颌关节紊乱，因此夜磨牙要尽早治疗。如因咬合不当引起夜磨牙要及时调磨牙齿；如因休息欠佳、精神紧张所致，需要注意休息、调整心情。如夜磨牙严重，需要去专业的口腔医院就诊，制作牙齿保护咬合垫，夜间睡觉时佩戴，防止磨牙运动产生，保护牙齿咬合面。如果牙齿已经磨耗的非常严重，并出现了相应的敏感、疼痛或关节症状，除了去除病因、佩戴咬合垫外，还应该对症治疗牙齿和关节。

27. 什么是牙髓炎

蛀牙如果没有及时发现就会形成龋洞，瓦解和破坏牙齿表面的硬组织，随着硬组织逐渐减少，其下方牙髓的保护层越来越少，外界的刺激和感染就会扩散至牙髓，引发剧烈疼痛，这就是牙髓炎。典型的牙髓炎症状是晚上和下午疼痛剧烈，导致无法入睡，早上有好转，疼痛呈阵发性，冷热刺激可诱发疼痛。"牙痛不是病，痛起来真要命"说的就是典型的牙髓炎症状。其实牙痛就是一种牙齿疾病，需要及时治疗。除了蛀牙，外伤和严重的牙周病等也可能导致牙髓炎。

28. 牙齿疼痛会引起头痛吗

牙齿疼痛是常见的牙齿疾病。牙齿疼痛可以引起头痛，其产生头痛的原因与牙齿和面部复杂的神经分布有关。牙齿和牙周的神经来自三叉神经的分支，而三叉神经与上下颌骨、头、面部的感觉有关，因此牙齿疼痛可以通过神经传导出现放射性，引起同侧头部、耳颞部疼痛。牙齿疼痛严重时还可刺激、压迫神经末梢，出现继发性三叉神经痛。这种复杂的神经分布决定了牙齿疼痛时感觉失常，导致牙痛，引起脸部、眼部、咽喉、脖子等牵涉性疼痛。一般情况下，牙痛剧烈时，头痛亦随之加剧，但个别患者可出现局部的牙痛并不明显，而头痛十分明显。牙病所致的头痛常位于病侧颞部、额部及面部，疼痛的性质多为搏动性痛、钝痛、刺痛。如果出现头痛应首先明确头痛的原因，再采取相应治疗措施。

29. 半夜牙痛怎么办

半夜突然发生牙痛，可能是由急性牙髓炎、急性根尖周炎、急性牙周膜炎或是智齿冠周炎等引起。如果疼痛剧烈、导致无法入睡或者疼痛持续不缓解，应及时去口腔急诊科看牙医，明确疼痛原因，缓解疼痛症状。如果没有办法及时看牙医，可以尝试轻轻刷牙，把蛀牙洞内和周围的食物残渣清理干净，或用淡盐水、漱口水漱口，或在疼痛部位含冰块，使局部血管收缩从而缓解疼痛；

避免上下牙齿接触，让患牙休息；服用抗生素或止疼药缓解症状。

30. 经常叩齿是不是对牙齿有好处

叩齿就是空口咬牙，即用轻微的力量，使上下牙齿相互咬叩，震动牙根周围的组织。许多人认为叩齿对牙齿有保健作用，但是这种说法是没有依据的，叩齿不仅不能改善牙齿状况，还可能对牙齿造成伤害。如果叩齿力量过大，可引起牙齿表面磨耗，使牙齿表面凹凸不平，还可导致牙根裂开。长期反复叩齿，还容易引发颞下颌关节肌肉酸痛和关节炎症。因此，叩齿并不能预防牙病，对于已经患病的牙齿，更不建议叩齿，以免加重牙病。

31. 心绞痛会不会引起牙齿疼痛

心绞痛由冠心病引起，其典型症状是胸骨后压榨性、紧缩性疼痛，疼痛可放射至左臂及手指，并有胸闷、心悸、紧张、恐惧等伴随症状。立即休息、限制活动及服用硝酸甘油可使疼痛在数分钟至十余分钟内得以缓解。3%～10%的心绞痛临床症状不典型，疼痛放射至牙齿、下颌骨、背部及上腹部等，导致异常放射部位的剧烈疼痛。由于这些异常放射部位的疼痛十分剧烈，就有可能掩盖心前区疼痛症状，常常被误认为是牙痛、背痛。因此发生牙痛时，如排除牙齿疾患后仍有明显疼痛，要警惕是否患有冠心病（图 3-17）。

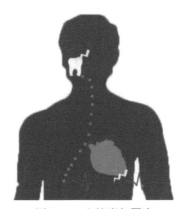

图 3-17　心绞痛与牙痛

32. 什么是根尖周炎

神经、血管通过牙齿根尖的小孔进出牙髓，为牙齿提供营养、防御保护和修复功能。如果牙髓炎症没有及时控制，细菌和感染沿着根尖孔扩散到周围组织，引发牙根周围组织的炎症，这就是根尖周炎。长期反复的根尖周炎会导致根尖周囊肿和脓肿，引起牙槽骨吸收，牙齿松动脱落，严重的还可诱发颌骨炎症。一旦诊断为根尖周炎，应及时就医，根据牙齿条件选择合适的治疗方案（图 3-18）。

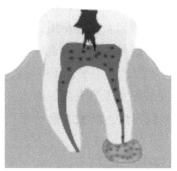

图 3-18　根尖周炎

33. 什么是根管治疗

牙根内部被牙髓填充的小细管称为根管，根管形态和数目因人而异。诊断为牙髓炎和根尖周炎的牙齿，细菌集聚在细小的根管内，口服药物难以到达，造成感染难以去除。根管治疗术则是彻底清除根管内的感染和坏死物质，同时扩大和成形根管，在根管里面放置消毒药物，最后严密充填根管，达到去除感染、保存患牙的目的。根管治疗术是治疗牙髓病和根尖周病的首选方法（图 3-19）。

開髓　　　　　　疏通、清理根管　　　　　充填根管　　　　　补牙

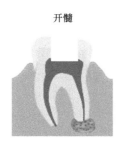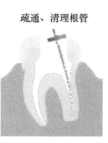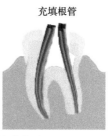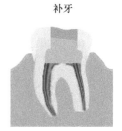

图 3-19　根管治疗过程

34. 为什么根管治疗后要给牙齿"戴一个帽子"

牙髓炎和根尖周炎使牙髓发生感染坏死，虽然经过根管治疗感染得到控制，但是感染坏死的牙髓已经被去除，它们已不能再给牙齿提供营养，俗称"死牙"。缺乏营养的牙齿其珐琅质会变脆，承受力量的能力远不及正常牙齿，吃东西时

很容易引起牙齿折裂。为了保护牙齿，延长使用寿命，根管治疗后给牙齿做一个牙冠，即通常所说的"戴一个帽子"，能有效防止牙齿折裂（图3-20）。

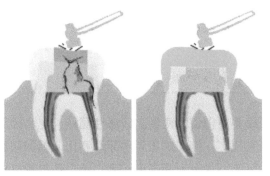

图 3-20　根管治疗后牙冠修复的重要性

35. 什么是牙周病

牙周病顾名思义就是发生在牙齿周围的支持组织的疾病，包括牙龈炎和牙周炎。医学上理解的牙周病是指"由牙菌斑和牙周组织内炎症及免疫改变相互作用引起的牙周支持组织的疾病"。牙周病可使牙齿周围的牙龈红肿、牙龈退缩、牙根暴露，或者在牙根局部或周围形成很深的袋子，导致牙齿支持组织破坏，引发牙齿松动。牙周病是最常见的口腔疾病之一，号称成年人牙齿脱落的"头号杀手"，因此每个人都应该重视牙周健康。对于牙周病，我们提倡早发现、早治疗。定期洗牙是预防牙周病的重要手段。对于牙龈炎的患者，只要及时治疗就能痊愈，恢复健康；如果病变进一步发展就可导致牙周炎。轻中度牙周炎若能进行牙周系统治疗，仍能获得较好的效果，延长牙齿使用寿命；而重度牙周炎多数以牙齿松动脱落为结局。因此，加强日常口腔卫生护理，正确刷牙和使用牙线，定期口腔检查和洗牙能有效预防牙周病（图3-21）。

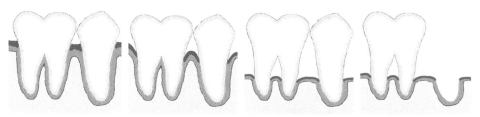

牙龈红肿　　　　　牙周袋形成　　　　　牙槽骨吸收　　　　　牙齿脱落

图 3-21　牙周病发展过程

36. 牙周病会影响全身健康吗

牙周病会影响全身健康。细菌和感染与牙周病息息相关，牙周病除了影响牙齿及牙齿周围组织的局部健康，还与全身疾病密切相关。

37. 牙周病和糖尿病有关系吗

牙周病和糖尿病关系密切，两者之间恶性循环，互为因果，互相伤害，使疾病加重。大量研究证实：糖尿病患者的牙周病比非糖尿病患者严重，糖尿病显著增加牙周病的风险，加重牙周炎症程度，导致伤口难以愈合。而牙周病降低胰岛素功能，不利于血糖控制，同时增加发生糖尿病并发症的风险（图3-22）。

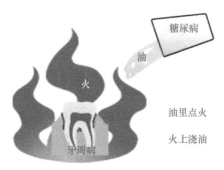

图3-22　牙周病与糖尿病

38. 牙周病会引起心血管疾病吗

研究发现牙周病患者发生冠心病和中风的概率高于牙周健康的患者，表明牙周病和心血管疾病之间存在一定关系。多项研究已证实两者之间的关系主要体现在：牙周病使患心血管疾病的风险增加；牙周病中的口腔细菌能够进入血液循环，可直接或间接诱发全身炎症，引起动脉粥样硬化，进而引起心血管疾病。对于患有牙周病的患者，应及时进行牙周综合治疗，遵循合理的治疗方案，警惕心血管疾病的发生（图3-23）。

39. 牙周病会引起呼吸道疾病吗

牙周病可以引起呼吸道疾病。由于牙菌斑和口咽部是呼吸道致病菌的栖息地，牙菌斑可作为呼吸道致病菌的储存库，生长在口腔和咽喉部的细菌可以随

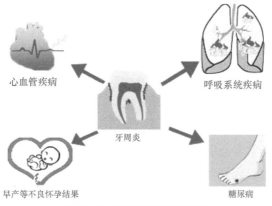

心血管疾病

呼吸系统疾病

牙周炎

早产等不良怀孕结果

糖尿病

图 3-23　牙周病与系统疾病

呼吸进入下呼吸道和肺部而引发呼吸道疾病。近年来发现牙周病可能是肺部感染的危险因子，由于口腔卫生习惯直接影响口腔内的菌群组成，菌群又与牙周病的发生发展有密切联系，因此养成良好的口腔卫生习惯既可以预防牙周病，又可预防由牙周病引发的呼吸道疾病。

40. 牙周病会引起胃病吗

　　牙周病可能会引起胃病，因为牙周病患者的牙周袋和菌斑可能是幽门螺杆菌的储存库，在进食、吞咽时，口腔内的细菌随唾液进入消化道，增加发生胃病的风险。幽门螺杆菌被认为是慢性胃炎和消化道溃疡的重要致病因素，而且与胃癌的发生密切相关，也可能是胃病反复发作、久治不愈的一个因素（图 3-24）。

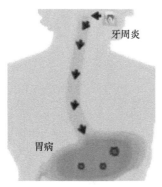

牙周炎

胃病

图 3-24　牙周病与胃病

41. 牙周病对孕妇有影响吗

　　牙周病对孕妇有影响，因为牙周病患者口腔中的细菌可以进入血液，引发全身和胎盘部位的炎症反应，影响胎儿生长，导致羊水过多，增加子宫收缩而使胎儿早产。牙周感染患者生产低体重早产儿的概率随着牙周炎严重程度的增加而增加。因此，注意口腔卫生和健康对孕妇非常重要。

42. 牙周病与类风湿关节炎有关系吗

类风湿关节炎常常会引起关节区肿胀、关节障碍，最终可导致关节畸形和功能障碍。近年来，人们发现牙周病是诱发类风湿关节炎的元凶之一，牙周病患者的类风湿关节炎患病率也增高，治疗牙周病有助于缓解和改善类风湿关节炎。另外，与普通人群相比，类风湿关节炎患者牙周病患病率增高。牙周病导致的牙槽骨吸收程度与类风湿关节炎的活跃程度密切相关，所以牙周病与类风湿关节炎也互为因果，治疗牙周病有助于控制和预防类风湿关节炎。

43. 牙周病与骨质疏松有关系吗

骨质疏松症是一种全身骨代谢性疾病，表现为骨量减少及骨硬度降低，容易发生骨折。而骨吸收同样是牙周炎的重要表现之一，也是造成牙齿脱落的主要原因。由于牙周炎和骨质疏松都是与骨吸收密切关联的疾病，骨丧失是两者的共同特性，因此有学者认为骨质疏松有可能是牙周病进展的危险因素之一（图 3-25）。

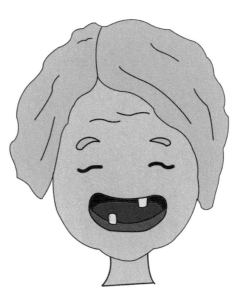

图 3-25　牙周病与骨质疏松

44. 口腔细菌对全身有什么影响

　　口腔细菌是引发牙齿和牙周疾病的主要元凶，也是口腔癌发生发展的推动因素之一。口腔中的细菌，尤其是牙周致病菌与全身多种疾病存在相关性，除了与上述的糖尿病、心血管疾病、呼吸道疾病、胃肠道疾病、类风湿关节炎、骨质疏松和胎儿早产有关，还可能与偏头痛、老年痴呆、结直肠癌和淋巴瘤相关（图3-26）。

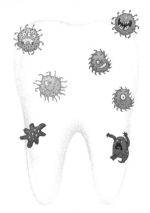

图 3-26　牙齿上面的细菌

45. 牙龈退缩如何处理

　　不正确的刷牙方法、牙菌斑、牙周病、不合适的义齿、受力不当或是牙齿本身不整齐等都可能引起牙龈退缩。少量的牙龈退缩一般症状不明显，可不去医院就诊，但是要采用正确的刷牙方法，防止牙龈退缩加重。一旦牙龈发生广泛退缩，需要去医院检查，明确引发牙龈退缩的原因，去除刺激因素，进行系统治疗（图3-27）。

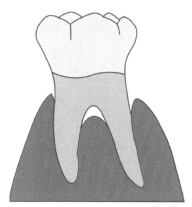

图 3-27　牙龈退缩

46. 牙齿为什么会松动，牙齿松动如何处理

牙齿就像一个萝卜种在一个坑里面，当周围的土壤逐渐减少后，萝卜就慢慢松动了。牙齿周围的牙周组织就是牙齿的土壤，当牙周组织受到破坏后，牙齿就会发生松动。牙周病是引发牙齿松动的主要原因，此外，外伤、受力不当、急性根尖周炎、根尖周囊肿及激素变化等都可导致牙齿松动（图3-28）。一旦发现牙齿松动要明确病因，对症治疗，最大限度保存患牙。如果是牙周病引发的牙齿松动，则需要进行系统的牙周治疗；如果是急性根尖周炎导致的牙齿松动，需要对牙齿进行根管治疗；如果是由咬合力量过大造成，则应减轻患牙负担。

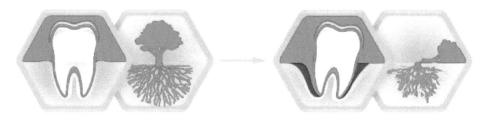

图3-28　牙齿松动

47. 牙齿缺失后没有及时镶牙有危害吗

除智齿外的其他牙齿，缺失后如果没有及时镶牙，两边的牙齿会逐渐倒向缺牙的位置，对面的牙齿也会逐渐向缺牙处伸长，导致缺牙处发生食物嵌塞引起蛀牙。如果长期缺牙，就会造成缺牙处间隙变小，即使想镶牙都没有足够的位置，所以缺牙后最好及时镶牙（图3-29）。

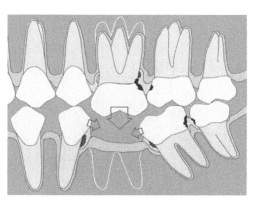

图3-29　长期缺牙的危害

48. 为什么会塞牙，塞牙后如何处理

许多人都有这样的体验，吃牛肉或金针菇等食物时，感觉食物塞在牙缝里面很不舒服。如果不处理，会导致口臭、牙龈肿痛出血甚至蛀牙。为什么会有塞牙的困扰呢？只要人们的口腔中有 2 颗及以上的牙齿就可能会碰到塞牙的问题，主要的原因有如下五点。

（1）智齿：约 90%的人的智齿歪着长，顶着前面的牙齿，或者与前面的牙齿排列不整齐，导致塞牙。此种情况需要尽早拔除智齿，既可解决塞牙还能防止智齿冠周炎和蛀牙。

（2）缺失牙：牙齿缺失后，空隙上边或下边以及两边的牙齿会向缺牙处倾斜，导致空隙周围的牙齿发生移位，移位后的牙齿与牙齿之间出现牙缝，成为塞牙的重要原因。此种情况需要及时镶牙和种牙。

（3）牙齿排列不整齐也是塞牙的重要原因，通过正畸解决塞牙的同时还能改善容貌美观，减少蛀牙和牙周病。

（4）蛀牙：蛀牙使牙齿形成牙洞，牙洞如果出现在两个牙齿之间就会形成缝隙，导致食物嵌塞，此时需要及时修补牙洞，治疗蛀牙。

（5）牙周病：牙周病导致牙龈退缩，牙根暴露，牙齿间出现缝隙，积极治疗牙周病的同时还应配合使用牙线和牙间刷清洁牙齿，防治蛀牙（图 3-30）。

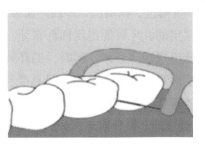

图 3-30　使用牙线清理牙缝

49. 习惯长期使用一边牙齿咬东西有危害吗

有的人因为一侧牙齿痛或不舒服就长期不使用，久而久之养成了单侧吃东西的习惯，这样不仅损伤牙齿还损害容貌。其危害主要包括：

（1）长期使用的一侧牙齿负担过重，磨耗加倍，变得更"矮"更"瘦"，导致咬东西的效率降低。长期使用的牙齿变"瘦"以后，"胖"的牙齿会挤过来，导致整口牙歪向一边。

（2）变成大小脸：只用一边牙吃东西，这边的肌肉得到的锻炼就更多，就会更强壮，使面部看起来一边大、一边小。

（3）牙齿受伤：长期不用的一侧牙齿和牙龈与食物的摩擦减少，更容易形成牙结石，发生蛀牙、牙龈炎和牙周病的概率增高。

（4）颞下颌关节受伤：长期使用一侧牙齿，导致该侧关节负担加重，出现"咔咔"作响、关节疼痛甚至开口困难的情况。

因此，如果因缺牙、牙痛等造成不愿意使用牙齿，应尽早治疗，去除病因，咬东西时使双侧牙齿同时发挥功能，保证牙齿、肌肉和关节健康（图3-31）。

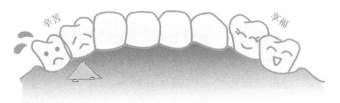

图 3-31　偏侧咀嚼

50. 什么是四环素牙

牙齿在发育期间服用了四环素类药物，可引起牙齿结构中的内源性色素沉着，牙齿表现为微灰色、黄褐色、棕褐色，即四环素牙（图3-32）。怀孕5个月后服用四环素类药物，宝宝的乳牙可能出现四环素牙。婴幼儿时期服用四环素类药物，孩子的恒牙可能出现四环素牙。同时，四环素类药物可进入乳汁。在妊娠4个月后到婴儿出生后直至7岁，乳恒牙最易受到影响，因此，孕妇、儿童、哺乳期妇女禁用四环素类药物（包括四环素、金霉素、土霉素、多西环素等）。乳牙四环素牙可不做处理。恒牙四环素牙轻度着色可不做处理，重度着色可以进行美容修复。

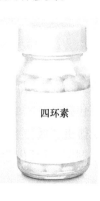
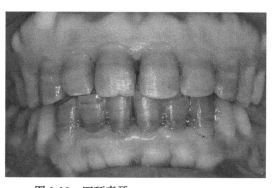

图 3-32　四环素牙

51. 什么是氟斑牙

氟斑牙是由于在牙齿发育期（六七岁之前）摄入过多的氟而导致的疾病，表现为同一时期萌出的牙齿表面出现白色或褐色的斑块，牙面坑洼不平，严重者出现牙釉质缺损。氟斑牙的预防方法是在六七岁之前避免饮用含氟量高的水。轻度氟斑牙可通过漂白脱色的方法进行治疗；严重者可磨除后用树脂材料、贴面进行修复，或者进行全冠修复。

52. 前磨牙咬合面有一个小尖怎么办

前磨牙咬合面长出的额外细小的牙尖，称为畸形中央尖。畸形中央尖因突出于咬合面，容易折断或磨损，发生牙髓暴露而易引起牙髓炎或根尖周炎。牙髓出现炎症后，牙根发育停止，后续治疗复杂。因此，为避免因畸形中央尖折断引起的不良后果，在小朋友替换前磨牙期间（9～12岁），家长应观察有无畸形中央尖，如发现应及时就诊。在畸形中央尖未折断时，可通过加固法或磨除法进行治疗，如已经折断，应及时就诊（图3-33）。

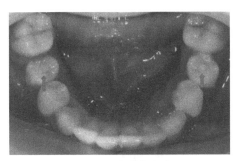

图 3-33　畸形中央尖

蓝色箭头：未折断的畸形中央尖；红色箭头：折断的畸形中央尖

53. 门牙舌侧有一个小尖或深窝沟怎么办

门牙舌侧有牙尖或深窝沟称为畸形舌侧尖或畸形舌侧窝。畸形舌侧尖如果圆钝，又不影响咬合，可暂不做处理；如果牙尖细高，影响咬合或易折断，就需及时就诊进行处理，影响咬合时可磨除牙尖并做充填治疗，易折断但不影响咬合的牙尖，可进行加固，避免折断。畸形舌侧窝容易积存食物残渣，不易清洁，建议尽早进行窝沟封闭，预防蛀牙发生。

54. 门牙旁边的牙齿特别小怎么办

门牙旁边的牙齿体积显著小于正常牙，与邻牙之间有间隙，常呈锥形，称为过小牙。过小牙的病因多与遗传有关。过小牙影响容貌美观，可用光固化树脂恢复外形，也可做贴面或帽子（医学上称为"牙冠"）恢复美观。过小牙本身不影响身体健康，也可不做处理。

55. 牙齿数目过多怎么办

人正常的乳牙有 20 颗，恒牙有 28～32 颗，除此以外生长的牙齿即为多生牙。多生牙多见于牙齿替换时期和恒牙列期，少见于乳牙列期。发现牙齿数目过多时，应及时至口腔专科医院就诊。在发现或怀疑有多生牙时，需拍摄 X 线片，确定多生牙的数目和位置。对于已经长出来的多生牙，需及时拔除，减少对其他牙排列的影响；对于埋伏于颌骨内的多生牙，医生会综合考虑多生牙数目、位置、邻近恒牙发育情况等因素，选择合适的时机拔除。

56. 牙齿数目不足怎么办

牙齿数目不足称为先天缺牙。按照缺牙数目的多少分为个别牙缺失、多数牙缺失和先天无牙症。牙齿的先天缺失多与遗传因素相关。对于个别牙齿缺失，如对咀嚼、美观影响不大，可不做处理。对于缺牙较多的患儿，应制作活动义齿，恢复患儿的咀嚼功能。但由于儿童处于生长发育期，义齿需定期更换（图 3-34）。

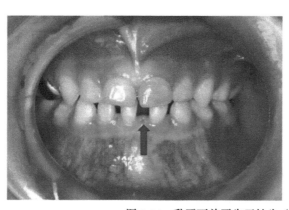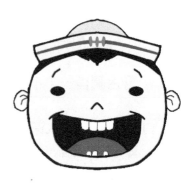

图 3-34　乳牙下前牙先天缺失（箭头所示）

（杨　惠　王　艳）

第四章　口腔黏膜病

1. 口腔溃疡、溃烂、疼痛应该怎么办

当人们发现口腔里出现溃疡、溃烂、疼痛等不适时，可能是得了口腔黏膜病，口腔黏膜病的病因大多不明，少数口腔黏膜病还存在癌变可能，所以建议大家在发现不适症状时：①要及时到口腔黏膜专科就诊，因为口腔黏膜病种类多，有些病情症状相似，不要自行诊断治疗，不当的刺激甚至会加重病情；②要按医生的要求治疗口腔内与之相关的问题，如拔除烂牙、修改不适义齿、治疗龋齿、定期洗牙等；③定期复诊，进行规律性治疗，注意观察病情变化；④生活规律，均衡饮食，避免劳累，保持积极乐观的心态；⑤避免辛辣刺激、腌制品及烟酒；⑥适当进行体育锻炼，提高身体素质。

2. 为什么要重视口腔黏膜病

口腔黏膜病是反映人们身体健康状况的一个窗口，有些疾病看似出现在口腔，但其病根可能并不在口腔，所以口腔黏膜科的医生扮演的就是 "侦探" 的角色，他们不仅能把形形色色的溃疡、溃烂、疼痛等问题鉴别出来，而且还能及时发现潜在的全身问题，制定出具有针对性的治疗方案，帮助患者把握治疗时机，避免错误治疗或过度治疗。

3. 口腔黏膜病能不能治好

大多数口腔黏膜病的致病因素和发病机制尚不清楚，并且多为慢性病，所以较难根治，但是经过专业的、有规律的治疗，大多数人的病情可以得到良好控制。所谓"良好控制"是指缓解疼痛、加快愈合、降低发作频率。

4. 口腔黏膜病会不会癌变

少部分口腔黏膜病，如口腔白斑病、口腔红斑病、口腔扁平苔藓、口腔黏

膜下纤维性变等，有潜在的癌变风险，不过，癌变也需要经过一系列复杂的变化过程，并非所有病例都会癌变，没必要过度恐惧。患者在日常就诊时，应遵照专业医生的治疗计划，定期复查，及时跟踪病情变化，对这些潜在的问题早发现、早诊断、早治疗，以在最大程度上防止其恶变。

5. 什么是口腔溃疡

口腔溃疡又称为"口疮"，是日常生活中的常见疾病，一个人的一生中或多或少地都会发生。它是发生在口腔黏膜表面上的破损，犹如在平整的路面上挖了一个坑，在进食或说话时都会感觉疼痛。一般情况下，人们通过休息、多食蔬菜水果、保持大便通畅等，大多数溃疡在 1～2 周能够自己愈合。但如果同一处溃疡总长不好，可能就不是单纯的口腔溃疡问题，需要引起重视，及时到医院就诊（图 4-1）。

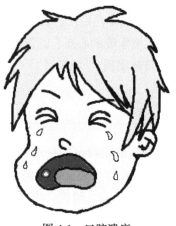

图 4-1　口腔溃疡

6. 什么是复发性口腔溃疡

复发性口腔溃疡是口腔的一种常见病、多发病，在临床上表现为口腔溃疡反复发作，可能一年发病数次，也可能一个月发病几次。这种疾病病因复杂，目前尚无法根治，但通过有规律的治疗后，可以加快愈合、减轻疼痛。

7. 什么原因会引起口腔溃疡

引起口腔溃疡的原因是多方面的，如遗传因素、免疫失调、内分泌紊乱、精神压力大、偏食导致的维生素或微量元素缺乏、生活不规律、过敏、全身系统疾病、放化疗损伤、疲劳、睡眠不足、辛辣食物刺激、锐利牙尖或大块牙结石刮伤等局部伤害，都可能诱发或加重口腔溃疡。有些溃疡的发生不是单一的因素，是多因素联合作用的结果，不同病因、不同发展阶段的溃疡亦会有不同的表现。

8. 如何防治口腔溃疡

口腔溃疡在很大程度上与个人的身体素质有关，因此要想完全避免发生的可能性不大，但可以针对病因尽量避免发生，具体措施有：①少食或不食辛辣或刺激性食物；②多吃新鲜蔬菜水果；③保持心情舒畅，避免生活工作压力过大；④保证充足睡眠，避免过度劳累；⑤注意生活规律、营养均衡，养成一定的排便习惯，防止便秘；⑥及时修补烂牙，调磨尖锐牙尖，去除大块牙结石，避免刮伤口腔黏膜；⑦加强体育锻炼，提高机体对疾病的抵抗力；⑧对复发性口腔溃疡早发现，早治疗。

9. 口腔里的白色斑纹是什么

口腔黏膜上如果出现白色线状、树枝状、环状或网状条纹，有的在进食时伴有疼痛，黏膜摸上去感觉粗糙，这大多为口腔扁平苔藓。口腔扁平苔藓是一种常见的口腔黏膜慢性疾病，病因不明确，目前也较难根治，但经规律治疗和定期复查，多数病情能够被良好控制。患者应保持生活规律、心情愉快，饮食宜清淡且营养丰富，限制烟酒及辛辣食物（图4-2）。

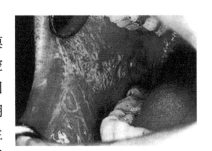

图 4-2　口腔扁平苔藓

10. 口腔里擦不掉的白色斑块是什么

如果在口腔黏膜上发现一些擦不掉的白色斑块，那需要引起足够的重视，很可能是患了口腔白斑病。口腔白斑病是一种常见的非传染性慢性疾病，局部刺激是其主要病因，如义齿不合适、经常抽烟、嚼槟榔、残缺的烂牙根刺激等，并且其中有一小部分还可能会发生癌变。因此一旦发现罹患此病，应该在专业医生指导下积极治疗，定期检查，随时观察病情变化。除此之外，在日常生活中还应积极戒烟、禁酒，少吃烫辣等刺激性的食物（图4-3）。

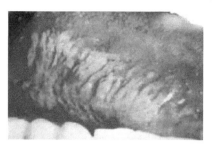

图4-3　口腔白斑

11. 嘴巴里开水烫样痛、有异常感觉是怎么回事

如果你感觉口腔里好像被开水烫过一样，或者出现麻木、味觉不正常，但是医生检查后却说一切看起来都正常时，这也是患了一种疾病，被称为灼口综合征，又称舌痛症、口腔黏膜异感症。通过医生有针对性的治疗，病情往往可以得到缓解。建议患者放松心情，克服焦虑，适度参加文体活动以转移注意力，并调节睡眠，清淡饮食、均衡营养，多与人沟通交流。

　## 12. 嘴巴上长疱是上火了么

嘴唇上长疱，中医称"上火"，实际上是由疱疹病毒感染引起的口唇疱疹。这些生长在嘴唇或其周围的小水疱，多发于感冒、发热、疲劳、睡眠不足、心情抑郁、紧张焦虑等人体抵抗力下降时期。口唇疱疹可通过亲吻、与感染者亲密接触传染，如果家里有人长了疱疹，最好避免亲密接触。人们在家里可用抗病毒药物涂擦进行简单治疗，如阿昔洛韦软膏局部外用。一般情况下，口唇疱疹在几天之内会愈合，但如果重复发作，最好去医院做检查（图4-4）。

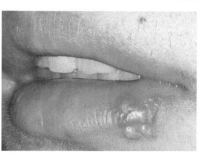

图4-4　口唇疱疹

13. 如何预防口唇疱疹

口唇疱疹大多情况下发生在人体免疫力下降时期，因此人们平时应注意锻炼身体、规律生活、平衡饮食，以增强机体免疫力，防止疱疹的发生。

14. 嘴唇起皮、干裂是不是上火

每到冬天等干燥的季节，许多人的嘴唇都会出现发红、肿胀、起皮、干裂的问题，有时还会又痒又痛，甚至一张嘴就会裂开出血。很多人说话、吃饭时都不敢张嘴，人们总说这是上火了，喝水少了，其实并不是这么简单。如果嘴唇表面已经起皮、干裂，甚至开始脱皮了，就说明嘴唇已经发炎了，医生把这称之为慢性唇炎。

慢性唇炎无论轻重，都应先用药，待炎症被控制或消退后，再开始保湿。很多人的唇炎总是反复不好，一般都是没有注意湿敷。湿敷是治疗慢性唇炎最简单、最有效的办法。将消毒纱布或者棉片按照嘴唇的形状裁剪，浸上湿敷的药液，敷于唇部，盖住所有病损表面。湿敷时间为 20 分钟左右，可根据干皮的厚薄程度增减。干皮泡软后被擦去无明显疼痛时，可再敷几分钟，然后在湿润的嘴唇上涂抹药膏，可保持湿润并获得较长久的消炎效果。

导致慢性唇炎的因素众多，使用什么类型的药物湿敷，以及涂擦什么样的药膏保湿，最好在专科医院医生指导下用药。除此之外，还应该纠正舔唇和咬唇的习惯，均衡饮食，多吃瓜果蔬菜，多喝水，注意休息，这些都有利于唇炎的恢复和预防唇炎的发生。

15. 什么是鹅口疮

鹅口疮又名"雪口病"，是由念珠菌感染引起的疾病，发于颊舌、软腭及口唇部的黏膜上，有成片的白色奶块样的膜样物，呈斑点状或斑片状分布，这种"白膜"不易擦去，若用力擦去，其下面的黏膜是发红的。通常多发生在口腔不清洁、营养不良的婴儿中，在体弱的成年人中亦可发生，长期服用抗生素类药物的人也容易患病。患病后最好去医院做口腔全面检查（图 4-5）。

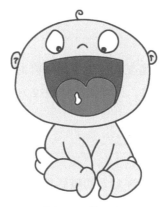

图 4-5 鹅口疮

16. 艾滋病与口腔黏膜有什么关系

艾滋病是由人类获得性免疫缺陷病毒（HIV）感染所致，在发病前1～4年内，大多数HIV感染者会出现一些口腔黏膜病的表现，这是早期发现和诊断艾滋病的主要指征。艾滋病的常见口腔表现有：①口腔真菌感染（主要是念珠菌），是一种红色充血区域上的可以被擦去的黄白色假膜；②毛状白斑，它是在双侧舌头边缘的白色或灰白色斑块，如果过度生长则会呈现出毛茸状，擦不掉；③卡波西肉瘤，单个或多个褐色、红色或紫色的斑块或肿块，可伴有溃疡；④其他，包括某些严重而顽固的单纯疱疹、带状疱疹、溃疡性损害和牙周病，对常规治疗反应差。

17. 为什么要做活检

活检是指从患者体内取出部分病变的组织，通过显微镜等专业仪器，由专业人员观测后，确定疾病类型的方法。当有些疾病根据临床症状不能确诊，或者临床表现不明显，或者怀疑有癌变倾向时，医生都会通过活检的方式来明确诊断。对于有些疾病，活检是确诊的重要标准。

（张玉楠）

第五章　口腔修复治疗与注意事项

1. 什么情况需要镶牙

经常听人说，缺一、两颗牙也没影响吃东西，就不去医院看病了。更有甚者，有些老年人认为等牙掉光了，镶满口假牙就可以"一次性解决"问题了。这样是对的吗？其实牙齿的主要作用就是咀嚼，它是吃东西的主要工具，需要镶牙的情况简单讲就是两种：第一种是缺牙，需要正常行使功能的恒牙数量减少了，尤其是后牙，那么咀嚼时，食物不能被嚼碎，食物较大块时就进入胃，不利于消化、吸收，长期这样，将影响到胃、肠、心脏等器官，进而影响生活质量，减少预期寿命。但这又是一个缓慢的过程，人们一般不容易察觉。第二种是牙齿的数量没有减少，但由各种原因引起了不同程度的牙齿外形破坏和结构异常，如蛀牙导致的牙齿缺损、外伤导致的牙齿折断、牙齿在生长发育过程中出现的颜色改变和形态畸形等，这种情况直接破坏面部的美观，影响自信心（图 5-1）。

63

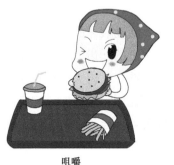
咀嚼

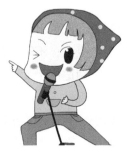
发声

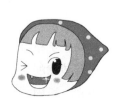
美观

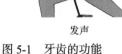
图 5-1　牙齿的功能

2. 假牙分几种

假牙在医学上称为义齿，大体分为两大类，分别是活动假牙和固定假牙。活动假牙就是能够随时自由取戴的假牙，而固定假牙安装完成以后不能随意从口内取出。活动假牙只用于缺牙的情况，一般是塑料牙，常带有各种钢丝或者钢板。它的人工牙用来恢复缺牙，卡环卡在患者的天然牙上起固定作用，还有用塑料或者金属做成的基托紧贴着口腔黏膜上来支持和分散咬合力。固定假牙用于缺牙和不缺牙的情况。也就是说，不缺牙的情况只能用固定假牙。常见的固定假牙是金属的、烤瓷的、全瓷的牙套，直接黏固在已经做过根管治疗的牙根上或缺牙两侧邻近的健康牙齿上，并利用它们来支撑自身质量和咬合力。种植牙是一种特殊的固定假牙，简而言之，种一个"螺钉"钉到骨头里替代牙根，再在螺钉上做牙套，它只能用于缺牙的情况（图5-2）。

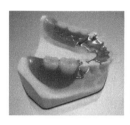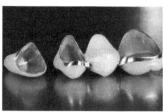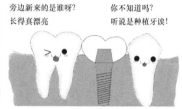

图 5-2　假牙的种类

左：带有金属支架的活动假牙；中：有金属底层的烤瓷牙；右：种植牙

3. 缺牙了，怎样选择适合的假牙

现在各种新材料、新技术层出不穷，使用最先进的仪器设备和最贵的材料来镶牙，一定是最好的吗？其实，这个问题的答案是否定的，缺牙以后选择什么假牙应该是具体情况具体分析。

缺牙了可以选择活动假牙，也可以选择固定假牙。活动假牙的优点是能自由取戴清洗，有利于口腔清洁卫生；不需要过多磨除邻近的牙齿，对邻牙无明显损伤；价格也相对便宜。特别适用于无法做固定假牙的、牙齿大面积缺失和牙槽骨萎缩的人群，但它的美观性、舒适度、稳固性都比固定假牙差。固定假牙美观、稳固、舒适、体积小、能较好负担咀嚼和发音等功能。但常规固定假牙需要把提供固位的牙齿磨小一圈，如果是使用健康邻牙提供支撑，会损害健康牙体最坚固的牙釉质层，存在后期患牙髓炎的风险；选择较差的金属烤瓷冠底层材质时，牙龈会有变黑的问题。特殊的固定假牙——种植牙是在缺牙位置的颌骨内植入种植体作为人造牙根的，它最大的优点是不损伤相邻牙齿的健康。相对活动假牙和常规固定假牙来说，难度更大，风险更高，限制较多，治疗周期较长，对缺牙位置牙槽骨的健康状况要求较高。特别适用于经济能够支撑，牙槽骨健康状况良好的牙齿缺失人群。单颗计算价格，一般为活动假牙＜固定假牙＜种植牙。无论采用哪种方式，缺失牙齿越多，总价格肯定越高，所以这个排序只能以单颗价格来计算。如果牙齿缺得多则无法准确计算，只有按照具体的修复方案来确定。舒适度由高到低为种植牙＞常规固定假牙＞活动假牙。当人们缺失牙齿时，到底应该选择哪种假牙，只能具体问题具体分析，医生会根据个人的口腔缺牙情况以及剩余牙齿、黏膜等具体情况来确定最适合的方案（图 5-3）。

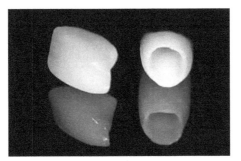

图 5-3　全瓷冠

4. 拔牙后多久可以镶牙

拔牙后镶牙的最佳时间是由选择何种假牙来决定的，因为选择安装的假牙不同，安装的最佳时间也有所差异。一般来说，拔牙 1～3 个月后可以做活动假牙，3 个月左右可以做固定假牙。但如果拔除前牙，一直缺牙会影响美观，则可以选择即刻义齿，拔牙后 30min 就可以戴假牙；或者只剩下很少的牙齿，又不想一次性全部拔除，都可在拔牙后 1～2 周镶临时活动假牙，维持一定的美观和咀嚼功能。但要注意拔牙后长期不镶牙则会发生剩余的牙倾斜及对颌牙伸长等问题，因此缺牙后应及时镶牙。虽然缺牙后需要及时镶牙，但也并不是越早镶牙就越好，因为牙根生长在牙槽骨中，牙齿拔出后，就像骨折一样，骨头要慢慢生长，一般需要 3 个月左右的时间才能长好。如果太早镶牙，牙槽骨还没有完全恢复，很容易造成安装的假牙不稳定，在日常的使用中稍有不注意就容易导致松动脱落。

5. 什么是即刻义齿

即刻义齿又叫做过渡性义齿，是一种临时的活动假牙，主要适用于对美观要求较高的前牙临时遮丑。做这种假牙，拔牙前就取好模型。先在模型上做好假牙，拔牙后可以立刻戴牙。这种假牙与拔牙处不密合所以固位效果、远期效果都较差，待拔牙创完全愈合后还需要重做假牙（图 5-4）。

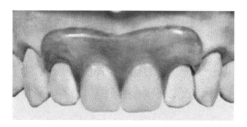

图 5-4　拔除前牙后，为了美观镶的即刻义齿

6. 镶牙前还要先做其他哪些治疗，为什么

经常听到有人抱怨："就是想镶牙，为啥还要先到别的科室做治疗？"其实咀嚼功能的恢复是镶牙最重要的目标，而口内存留牙齿的情况会直接影响假牙的设计和制作。在镶牙前需要进行全面的口腔检查，对于有龋病、楔状缺损的稳固牙齿需要做内科治疗。口腔卫生欠佳、牙结石较多者需要做牙周治疗。能够保留的残根、残冠应尽量保留，但无法保留的残根、残冠，以及牙周情况很差的牙齿需要拔除。很多老年人口内的牙齿剩余不多，就对存留牙齿格外珍惜，即使牙齿情况很差，也坚持不肯拔牙。其实这些无治疗价值牙齿的存留不仅不能帮助咀嚼，反而会影响假牙的固位和功能的行使。对于很多年轻的缺牙者而言，要让假牙有足够的位置固位或者达到较高的美观要求，有时还需要先进行正畸治疗。牙及其周围组织结构见图 5-5。

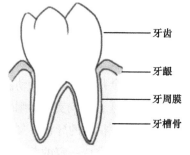

牙齿

牙龈

牙周膜

牙槽骨

图 5-5　牙及其周围组织

7. 假牙能用多久

无论是做固定假牙还是活动假牙前，人们常问："假牙能用多久？"一般来说，活动假牙的使用寿命为 3～5 年，而固定假牙的使用寿命可达 10 年，甚至数十年。活动假牙特别是全口假牙由于材料老化磨损，牙槽骨和剩余牙齿发生变化，一般 3～5 年就应该全面检修，如重衬或重镶，必要时还需要更换。如果活动假牙出现断裂、磨损等应及时修补或更换，不要勉强使用，以免损伤剩余牙齿或口腔其他组织。固定假牙如烤瓷牙、全瓷牙，一般没有限定使用时间，在口腔无不适感的情况下，终身都可以用（图 5-6）。但是为了安全起见，需要定期检查。其实，影响假牙寿命的因素有很多，包括医生的责任心和技术、假牙的设计是否合理、假牙的材料是否安全等，还有一个非常重要的因素就是患

者对假牙的使用和保养。医生的方案和假牙的质量再好，如果患者不能够按照医生交代的注意事项去维护使用，自己先天的牙齿都会被损坏，更何况是后天做的假牙呢？

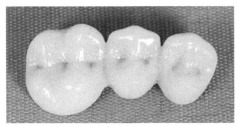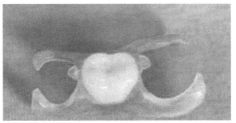

图 5-6　两种假牙

左：烤瓷固定桥；右：单颗牙的塑料活动桥

8. 假牙跟自己的牙一样吗，能随便咬东西吗

经常听到有人问医生："我这假牙装上后就可以吃东西了吧？什么都能吃了吧？"其实不管什么东西，"假的"都不如"真的"好。单就咀嚼效果来说，在戴上假牙且完全适应之后，固定假牙能恢复正常功能的 80%，活动假牙只能恢复正常功能的 60%，全口的假牙一般只能恢复正常功能的 30%～40%。而且，即便是自己健康的恒牙也不是什么都能随便咬的，也可能咬坏牙齿。因此，做了假牙要尽量避免咬硬东西，如骨头、松子等。例如，如果一个人特别喜欢嗑瓜子，门牙又装了假牙，那么假牙会在很短的时间内出现问题。另外，无论哪种固定假牙，其表面都是瓷的，这种材质在急热急冷的情况下也有崩坏的可能。

9. 假牙是不是越白越好

很多人都喜欢又白又整齐的牙齿，一般而言，假牙达到"整齐"是必须的。那么假牙是不是越白就越好看呢？首先来了解牙齿的正常颜色应该是什么色的。正常牙齿的表面覆盖着一层牙釉质，在它下面是牙本质，黄种人的牙本质颜色是黄色或淡黄色的。通常如果牙齿生长发育得好，矿化程度越高，牙釉质就会越透明，其下方牙本质的黄色就越容易透出显色，所以正常健康的牙冠一般呈半透明的淡黄颜色。而且牙齿整体也不是同一种颜色的，每个部位都会有些许不同，呈现出一种渐变的颜色状态，切端往往又比牙齿体部透亮一些。牙齿颈部釉质层较薄，所以牙本质透出来会更多，看起来也就更黄一些。即便同一颗恒牙，随着年龄的增长，牙色也会逐渐变黄，所以年轻人的牙齿又比老年人显白些。因此，不要总觉得牙齿很白才好看，真正通过各种方法把牙齿变得特别白反而看起来不真实。在临床上，修复医生的终极目标是让假牙放进嘴巴里让别人看不出真假，越逼真才是越好，而不是纯粹从"白"这个角度出发。如果遇到需要确定假牙颜色的时候，一定要摆正心态，先观察自己的牙齿是什么颜色，做一个逼真的假牙才是最漂亮的（图5-7）。

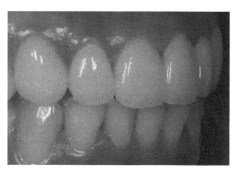

图 5-7　假牙的颜色

10. 活动假牙需要调改吗

很多老年人，尤其是初次使用活动假牙的时候，都会有不同程度的异物感，出现说话不清楚、口水多、恶心等不舒服感觉，在缺失牙齿过多的情况下，假牙可能还有些松动。这些情况一般都是暂时的，可以逐渐适应。适应时间的长短因人而异，从几周到几个月。活动假牙往往都是塑料制成的，这就决定了其具有一定的脆性。所以戴牙前要分清假牙的上下、前后、左右，然后放入口内，不要用力拉、推，不能用牙咬就位，以免造成假牙折断或钩变形。一开始吃饭时应注意吃软一些的食物，将食物切成小块，放入口中慢慢咀嚼，适应后再吃正常食物，不宜吃过硬、过韧不易嚼碎的食物。如果出现牙床压痛、咬腮、咬舌、咀嚼无力、吃饭易掉等情况，就需要去医院找医生调改。出现压痛而调改活动假牙的最佳时机是感觉疼痛后继续正常使用 2 天后，此时口腔黏膜上有压痛引起的伤痕，修改后明显好转，通常同一部位修改 2～3 次即可。

活动假牙通常是用一种特殊塑料制作的，有一定的使用寿命，在使用一定时间后，塑料会发生老化变形，牙面磨耗变平，从而造成假牙功能降低，或引起口腔组织病理变化。所以，一副假牙在戴用几年后，应进行修改或重做，不要勉强使用，以免损伤天然牙或口腔内的其他组织。如果假牙与牙齿不密合而嵌塞食物较多，或者假牙变形损坏，应该立即到牙科修理或重新制作，千万不可"凑合"使用（图5-8）。

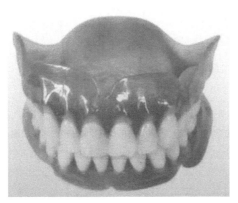
图 5-8　全口假牙

11. 活动假牙如何清洗和保养

　　很多人认为活动假牙的清洗只需要饭后用水冲一下便可。这样做只能冲洗掉表面的食物残渣，而细菌却无法清除。长期带这种活动假牙，对口腔和人体的危害性很大。那么怎样清洗和保养活动假牙呢？首先，在每次吃饭或进食后取下假牙，认真冲洗，并用小的软毛牙刷蘸着牙膏或肥皂水轻轻刷洗各个面，重点是牙托的内面及与剩余牙接触的部位。因为这些部位最容易残存细菌和菌斑，对口腔组织危害最大。刷洗后的假牙应浸泡在冷的清水里，睡觉时不要戴着假牙，这样有利于白天长时间承受假牙压迫的口腔黏膜得到很好的休息，并使假牙上残留的少量细菌和菌斑不易生长，减少细菌和菌斑对口腔的危害。为了更好地清除假牙上的食物残渣、细菌和菌斑，还可以将刷洗后的假牙浸泡在专门的假牙清洁剂中，达到更好的清洗和消毒效果，不要用热水、乙醇溶液浸泡，以免假牙老化变形。有的人未仔细清洗假牙，久而久之假牙上也会有牙结石、牙垢形成，此时再用力刷也刷不掉，可以请牙科医师帮忙处理，或者买假牙专用清洁去污剂清洁。暂时取下时不要随便乱放，以免遗失或被压破。如果假牙与口腔贴合不稳固，容易磨损牙床、滋生病菌、影响饮食健康，可使用假牙安固粉等专业产品，让假牙与口腔贴合紧密，咀嚼舒适（图5-9）。

69

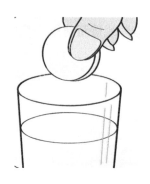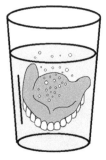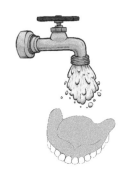

图 5-9　活动假牙的清洗

左：将专门的假牙清洁剂放进清水中；中：将假牙放在有假牙清洁剂的水中浸泡；右：用清水将假牙冲洗干净
后才可以戴入口内

12. 烤瓷牙会致癌吗，活动假牙会致癌吗

　　烤瓷牙材料包括内层的合金和外层与天然牙色泽相近的饰面瓷。由于成本因素，镍铬合金曾广泛应用于烤瓷牙冠的制作，这种材料机械性能好，价格低廉，但该合金在唾液中会析出镍离子，导致牙龈黑线，影响美观，且有少数人会对含镍金属过敏。但目前没有证据表明镍铬合金与癌症的发生有关。而随着材料学的发展，钴铬合金以其更小的毒性、更高的稳定性、不易析出产生牙龈黑线等优点逐渐替代了镍铬合金。随着大众经济能力的提高，越来越多的人选择生物相容性更好的贵金属烤瓷和全瓷修复。

　　活动假牙因制作材料不同可分为弯制不锈钢丝（树脂）胶托、铸造不锈钢托、钛合金托、纯钛托、弹性隐形义齿等，这些材料本身无致癌性。但不合适的活动假牙，因其与牙龈不完全吻合，会造成压痛，有些活动假牙可能还有突出的边角或不光滑的边缘，长期佩戴会对牙龈造成持续的不良刺激并引起炎症，甚至诱发癌变，所以建议大家，镶牙要去正规的医院或诊所（图 5-10）。

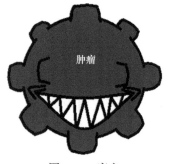

图 5-10　癌症

13. 镶牙需要多长时间

在决定镶牙前，首先应该到医院修复科进行全面的口腔检查，制订治疗计划，由专业的修复医生对一些暂不具备修复条件的牙齿做出指导建议。牙齿拔除后的 3 个月内，牙槽骨吸收较快，此时不利于制作出长期稳定合适的假牙。因此，一般建议 3 个月后，牙槽骨吸收基本稳定，伤口完全愈合后，再到修复科制作假牙。

镶牙的方式主要有活动假牙、固定假牙及种植牙，所需时间也依牙齿缺失的部位、数量、假牙修复方式的选择而各不相同。一般来说，活动假牙需要 2～3 次能够完成，历时 1～2 周；固定假牙需要 2 次，1 周左右可以完成。对于多颗牙缺失较为复杂的情况，可能还需要更多次的调改。种植牙从前期的全面检查，到种植体植入和牙冠的制作等，因术式和个体情况的差异，总共需要 3～6个月的时间（图 5-11）。

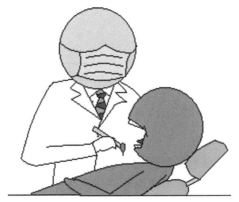

图 5-11　镶牙的就诊

14. 烤瓷牙会影响磁共振检查吗

磁共振的成像原理，是将人体置于特殊的磁场中，记录组织器官内氢原子的原子核运动，经计算和处理后获得检查部位图像。金属材料会影响磁场，因此，在磁共振检查前，医生往往会提醒卸下所有金属饰品，而装有心脏起搏器者，以及血管手术后留有金属夹、金属支架者，或其他的冠状动脉、食管、前列腺、胆道进行金属支架手术者，绝对禁止做磁共振检查。口腔修复中常用的烤瓷金属有镍铬合金、钴铬合金、金合金、钯银合金等。实验表明，金合金、钯银合金类贵金属在磁共振检查中只有轻微的伪影干扰，而镍铬合金和钴铬合金等非贵金属则会产生较大的伪影，对磁共振的检查有一定的影响。但是，也并非做磁共振检查时都要拆除口腔中的非贵金属烤瓷冠。因为这些牙科用合金在做磁共振检查时并不会对身体造成伤害，只是对周围一定范围内的成像形成干扰，如上颌窦的检查。如果要检查的部位不是在烤瓷冠附近，就不会影响到疾病的诊断，也就不需要拆除烤瓷冠（图 5-12）。

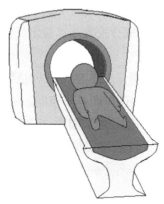

图 5-12　磁共振检查

15. 什么情况下可以镶固定假牙

固定桥是固定假牙的一种，固定桥修复能较好地恢复患者牙齿的功能及形态，无需取戴，也没有多余的固位体，舒适美观，因此受到广大患者的喜爱。但它并不适用于所有的情况。适应证为：①缺牙数目较少，缺牙间隙较小（一般缺失 1～2 颗牙）；②前后基牙健康，形态正常，位置正常；③牙根粗壮，有足够的长度；④牙周健康，根尖无病变，牙槽骨结构正常，无吸收；⑤拔牙或手术 3 个月，牙槽嵴稳定；⑥咬合关系正常；⑦18 岁以上的成年人（图 5-13）。

但是，制作固定桥需要磨除大量正常的牙齿组织，将缺牙两侧邻牙磨小，然后做上烤瓷冠，与假牙连成一体，用黏接剂将其粘接在邻牙上。如同建桥一样，假牙是桥梁，邻牙是桥墩。有些人会出现牙齿比较敏感的症状，若设计不当，易出现牙髓、牙周疾病，损伤原本健康的牙齿。因此，现在越来越多的人提倡采用另一种固定修复的方式，即种植修复。它同样无需取戴，无异物感，咀嚼效率高，舒适美观，并且对邻牙没有伤害。种植牙手术要求患者无心血管疾病和凝血功能异常，控制好血压、血糖，有一定量的牙槽骨组织。

能否镶固定假牙还需要医生的全面检查，根据全身情况和口腔的具体条件来决定。

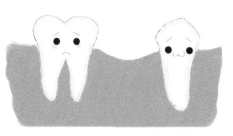

图 5-13　镶固定假牙的自身条件

16. 镶烤瓷牙时间长了为什么牙龈会变黑

烤瓷冠边缘龈黑线的产生是由镍铬合金的化学腐蚀和电化学腐蚀所致。镍铬合金烤瓷冠在铸造过程中常常会因包埋料、铸造温度等种种因素使冠边缘难以达到完善的密合性。其金属边缘暴露于龈沟中，龈沟液是极好的电解液，含有众多的离子、分子，对合金可产生化学腐蚀和电化学腐蚀，同时龈沟液来自血清，含有一些蛋白质分子、酶、组织细胞，可催化合金的化学反应，释放出镍离子、铬离子及其他一些金属离子，其中镍离子游离出来后在牙龈中沉积下来，使牙龈呈现灰黑色或灰色，形成了龈黑线。

另一种说法是光学因素影响，金属烤瓷冠粘戴于基牙时，由于金属表面的遮色瓷层，金属内冠的灰黑色只能通过下方的牙本质折射出来，从而使烤瓷冠边缘牙龈发灰发暗。由于金属基底冠的存在，对牙根产生阻光作用，牙根仅能获得穿过牙龈组织的透射光线，导致牙龈透明度下降。牙龈因映射出牙根的阴影，而变暗或变青（图 5-14）。

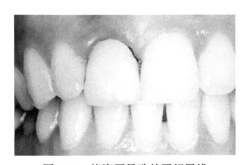

图 5-14　烤瓷牙导致的牙龈黑线

17. 可以做美容冠让自己的牙齿变漂亮吗

人们俗称的美容冠，就是把牙齿磨小后，做一个烤瓷冠套在外边，来达到改善美观的目的（图 5-15）。从短期看，美容冠的确可以在很短的时间里改善牙齿的颜色、形态和轻微的排列不齐。但是，将健康的牙齿磨小一圈，是一种不可逆的损伤。由于种种因素的影响，牙冠边缘与牙面难以达到完全的密合，加上失去了最坚硬的牙釉质的保护，口腔内的细菌、毒素更容易破坏牙齿，导致牙髓、根尖的炎症。长期以来，许多烤瓷牙在 10～20 年后因为各种原因失败了。

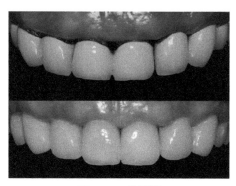

图 5-15　美容冠

此外，同时制作多颗美容冠，很容易破坏原有的咬合关系。如果在闭口时下颌不能在牙的引导下到达最舒适、最放松的位置，可能导致肌肉、关节的损伤，甚至情绪、精神上的影响。

其实，改善牙齿美观的方式有很多，做美容冠的方式是一种代价较大的选择。对于单纯的颜色问题，往往可以用漂白的方式得到改善；排列不齐可通过正畸的方式解决。贴面只需磨掉极少的天然牙，甚至不磨牙，就可以在牙齿表面上粘接上薄薄的瓷层，改善牙齿的颜色和形态，而对于牙齿的寿命和咬合影响则很小。

（骆筱秋　李　磊）

第六章 种 植 牙

1. 什么是种植牙

种植牙是不是像种树一样，扔一颗"种子"到牙槽骨中，过段时间就会长一颗牙出来呢？其实并不是。种植牙也叫人工种植牙，是通过医学方式，将类似牙根的圆柱体或其他形状体，以外科小手术的方式植入缺牙区的牙槽骨内，这个圆柱体或其他形状体是由与人体骨质兼容性高的纯钛金属制造而成，这就是人们说的人工牙根。经过3～6个月，人工牙根与牙槽骨密合后，再在人工牙根上制作牙冠。种植牙已被口腔医学界公认为缺牙的首选修复方式（图6-1）。

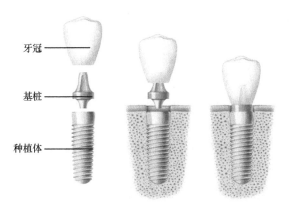

牙冠

基桩

种植体

图 6-1 种植牙的构造分为三部分：种植体、基桩及牙冠

2. 种植牙有什么优点

有人会问："种植牙很贵啊，它相对以前用的假牙，到底有什么优势呢？"种植牙既可承受正常的咀嚼力量，功能和美观上几乎和自然牙一样，又不用磨削健康牙，因此种植牙又被称为人类的第三副牙齿。主要具有以下 6 方面的突出优点。

（1）功能强：能很好地恢复牙齿功能，咀嚼功能大大优于其他传统假牙。

（2）不磨牙：依靠自身的人工牙根进行修复，不用磨旁边的健康牙齿，对牙齿没有任何伤害。

（3）固位好：不使用传统镶牙的卡环或牙套，人工牙根牙槽骨紧密结合，具有很强的固位力与稳定性。

（4）美观：可以根据就诊者的脸型、其他牙齿的形状与颜色制作牙冠，达到整体协调和美观的最佳效果。

（5）舒适方便：不使用活动假牙必需的基托与卡环，没有异物感，非常舒适、方便，而且有利于保持口腔的清洁卫生。

（6）操作简单：种植牙手术是一个较小的牙槽外科手术，创伤小，术后即可进食，几乎无痛苦。一般种植体植入术只需要几十分钟至数小时即可完成。由于选用的是与人体相容性极好的生物材料，种植牙对人体不产生任何副作用。如果种植牙与骨头的结合失败，还可以取出种植体，待骨愈合重新种植，或者改用其他修复方法。

3. 所有的人都适合做种植牙吗

种植牙有那么多好处，是不是所有人都适合做种植牙呢？答案是否定的。种植牙同任何一项医疗技术一样，也有一定的适用范围，有一定的局限性。

适合做种植牙的人群：从理论上讲，做种植牙没有年龄上限，从 18 岁颌面部发育完全的青年到 80 多岁的老年人都可以进行种植牙手术，以下 4 种情况都属于种植牙适应的范围。

（1）个别牙缺失后，相邻牙不适合做传统烤瓷桥的基牙或不愿意损伤、磨除相邻牙的患者。

（2）活动假牙长时间使用后，牙槽骨严重吸收的无牙殆患者，外伤或手术等原因造成牙槽骨有较大形态改变，致使传统假牙固位不良的患者。

（3）对修复要求较高而常规假牙又无法满足的患者。

（4）因各种原因无法适应活动假牙，戴活动假牙的感觉不舒适，或者有恶心、干呕的症状。

总之，只要是牙缺失的患者，从功能和美观上，首先应该考虑种植牙，一旦有牙的缺失，需要先咨询专业的种植医生，了解自己是否适合进行种植治疗。

有些人在选择种植治疗的时候是有局限的，当患者身体处于某些疾病的时候，需要先控制全身症状，再进行种植治疗，如以下几种情况：

（1）心脏疾病患者（阿司匹林服用者、心脏支架植入术后、心脑血管疾病曾经住院的患者）需要咨询专业的心内科医生其身体状况是否能进行种植治疗（图6-2）。

（2）糖尿病、高血压患者需要将病情控制在手术允许的范围内（图6-3）。

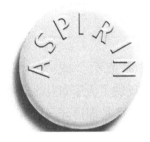

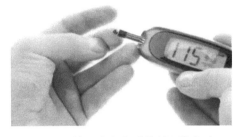

图6-2 服用阿司匹林的患者需谨慎选择
种植治疗

图6-3 糖尿病患者需控制血糖水平

（3）吸烟可能会导致种植体与骨结合的失败，因此，为了提高种植的成功率，建议吸烟的患者戒烟。

（4）夜间磨牙、咬合间距不够的情况需要先改善症状，然后再进行种植治疗。

（5）成长期患者因为颌骨未发育完全不建议行种植手术，手术时间应在18岁以后。

（6）放射治疗中的患者应当结束治疗以后再考虑种植手术。

处于以下几种情况的患者是不能做种植治疗的：

（1）身患全身系统性疾病不能耐受种植外科手术者。

（2）有严重的血液性疾病（如白血病、再生障碍性贫血、出血性紫癜等）。

（3）有重度糖尿病而血糖没有控制好的患者。

（4）重度全身免疫性疾病。

（5）全身骨质疏松注射双磷酸盐（Forsmax）类药物者。

（6）严重心理疾病及吸毒者。

因此，在做种植手术前，需要由专业的种植医生进行口腔检查，拍摄常规的颌骨锥形束CT（cone beam CT，CBCT）片和做血液常规检查，才可确定是否适合手术。做种植牙对技术、设备等各方面的要求比较高，在选择医院做种植手术的时候，一定要选择正规的医院和专业的医生，以保证手术安全，也可使手术效果更持久、更美观。

4. 老年人能做种植牙吗

老年人只要身体条件允许，局部牙槽骨条件适合做种植，就能够进行种植牙修复。并且，老年人肠胃功能相对弱，更需要一副好牙来完成食物的初期咀嚼，可以说，只要身体条件允许，老年人缺牙后更需要尽快做种植牙修复。

5. 什么时候做种植牙最好

有的患者说："医生，我拔牙很多年了，想做种植牙。"或"医生，我这颗牙保不住了，帮我拔了马上做一颗种植牙吧"。这反映了大家对什么时候做种植牙的最佳时间缺少基本了解，而广告宣传的"即拔即种即得牙"也会让很多人心动。那么，缺牙后，到底该什么时候做种植牙呢？种植牙的最佳时机应根据缺牙的原因、部位及缺牙处于牙槽嵴的不同状况而不同。

（1）如果前牙因外伤而脱落，应在最短的时间内看种植医生，因为有些病例可在失牙的同时立即植牙，即确定能否进行即刻种植。目前为了提高美观功能，前牙提倡早期种植，即在失牙 4 周后行种植治疗（图 6-4）。

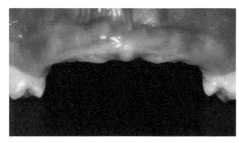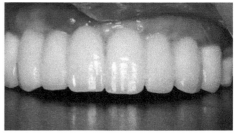

图 6-4　前牙缺失种植牙修复前后对比（左：修复前；右：修复后）

（2）如果后牙为严重的龋坏、牙周病患牙或残根拔除，最好在拔牙前先去看种植医生，因为在某些情况下拔牙的同时就可种植牙，可大大简化种植牙程序和手术，如果不能即刻种植，则选择在拔牙 3 个月后、牙槽骨重新恢复后行种植治疗（图 6-5）。

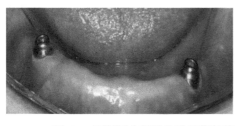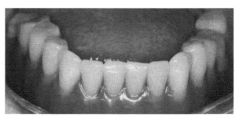

图 6-5　下颌牙全部缺失种植修复前后对比（左：修复前；右：修复后）

（3）如果牙齿缺失已有很多年了，应该让种植医生检查是否还有种植牙的条件，是否在植牙前需要做植骨手术以补偿已经萎缩的骨组织，然后再行种植治疗。

6. 拔了牙以后就可以做种植吗

牙位情况不同，种植牙的时机就不同，并且不同原因导致的拔牙种植牙的时机也不同。

7. 是不是缺几颗牙就种几颗

一般来说，如果是单颗牙缺失或者间隔天然牙缺失几颗单颗牙，则缺几颗牙就种几颗种植体；如果是连续缺失的多颗牙（≥3 颗），则应该根据牙槽骨情况以及缺失牙的位置进行种植体植入设计，一般植入种植体颗数会小于缺失牙颗数，在种植体植入位置之间进行"搭桥"设计，如连续缺失 3 颗牙，则中间牙缺失位置不种植，前后各植入一颗种植体，进行"搭桥"，修复 3 颗缺失牙。实际种植体种植颗数因医生的设计方案不同而不同，具体情况应多与种植医生沟通交流。

8. 种植牙需要就诊几次

很多人最开始觉得种植牙麻烦，需要治疗的时间长，不过在了解之后，知道在种牙期间复诊只有几次就放下心来。下面介绍种植牙的整个治疗过程，以及应该怎样安排时间来进行种植治疗。

（1）首先要进行的是术前检查和设计：通过影像及口内检查，决定口内骨质条件能不能做种植及具体的种植牙方案，高血压及糖尿病患者应控制好病情后方能做种植牙。如果达到种植牙的适应证，经过医生的修复检查和设计，需做好口腔清洁、消炎等事项。

（2）在术前检查完善以后，开始种植治疗最关键的一步——植入种植体：在消毒的手术室里，医生为患者实施局部麻醉，切开缺牙部位的牙龈，露出牙槽骨，用专门的种植设备和器械将种植体植入，缝合创面。如果遇到有骨质缺损的状况，可能需要进行人工骨粉或自体骨移植，一般情况下，不会影响患者进食及日常活动（图 6-6）。

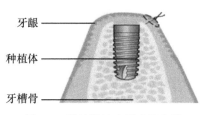

图 6-6　种植体植入手术缝合后

（3）等待骨愈合：种植体植入后，需要3～6 个月的时间与牙槽骨愈合，在这段时间内，保持好口腔卫生清洁。

（4）二期手术：当种植体完全与牙槽骨结合后，切开牙龈，在种植体上连接一个愈合基台，使软组织在2～3个星期内围绕愈合基台成形，在这期间患者必须保持口腔卫生，避免发生炎症（图6-7）。

（5）修复：当软组织成形后，医生开始取印模，对修复的牙齿进行设计，然后送到技工室去加工，等牙冠或牙桥做好，患者就可佩戴由种植体支持的新牙齿了（图6-8）。

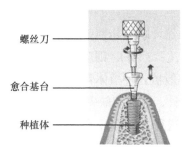

图6-7　二期手术：切开牙龈，将愈合基　图6-8　最后一步：将牙冠通过基桩安装在种
　　　　台与种植体连接　　　　　　　　　　　　植体上

9. 做种植牙痛吗

大家最担心的一个问题就是种植牙到底痛不痛，很多患者在手术前都很紧张，不停地问："医生，会不会很痛？"其实，种植牙的创伤和拔牙类似，甚至可能更小，在局部麻醉下，整个手术过程中不会感受到任何疼痛，一旦有疼痛的感觉可以告知手术医生，进行局麻药的补给。对很紧张的患者，可以采用一氧化二氮（笑气）或一些镇静麻醉的方式，减轻其焦虑和疼痛感，术后局麻药代谢后，可能会有稍许不适，需要吃止痛药。

10. 种植牙后能做 CT 和磁共振检查吗

曾经有一个新闻刷遍了微信朋友圈：上海肺科医院某患者家属把轮椅偷偷推进磁共振房间，结果轮椅"亲吻"上了磁共振仪，据说修理费达上百万元。无独有偶，也有新闻报道，某急性重症患者为了进行磁共振和CT检查，被告知要事先取掉口内大量的金属假牙。

看到这些，想要做种植牙或已经做了种植牙的朋友心里开始犯嘀咕了：种植牙也是金属做的，以后到底能不能做相应的检查呢？

种植牙是由种植体+基桩+牙冠构成。种植体和基桩的主体成分是纯钛或钛合金，钛是目前所知生物相容性最好的金属，并且是无磁性的，在磁场中不会被磁化，对磁共振检查是没有任何影响的，对 CT 检查也是没有任何影响的。

至于种植牙所用的牙冠，主要分为两个部分：烤瓷牙和全瓷牙。全瓷牙对磁共振和 CT 检查是没有影响的，而含金属的烤瓷牙会产生一定的伪影，其中金合金做底冠的烤瓷牙相对好一点。

因此，需要做种植牙的患者不需要太过于担心，种植牙已经是一项成熟、安全的牙齿修复技术，只要选择合格的种植体和相应的全瓷牙冠，目前没有报道显示会影响磁共振和 CT 的检查。

11. 做了种植牙后怎样刷牙和维护

（1）种植术后首先需要常规服用抗炎药物。因为术后口腔内组织可能会出现常规肿胀，因人而异，这也与手术的复杂程度有关。

（2）麻醉药代谢后可能会出现疼痛，可以服用止痛药，通常只需要服用一颗，如果出现连续很多天的持续性疼痛，有必要找医生复查。当然，这也和患者自身对疼痛的耐受力有关。

（3）术后当天进食冷一点软一点的食物，最好不用术区咀嚼。

（4）术后备好漱口水，每次进食后用漱口水漱口。术后 48 小时内刷牙时不要刷到伤口，48 小时后可以轻轻地刷术区，原则上保持伤口清洁，但又不能损伤伤口（图 6-9）。

（5）注意术后 7～15 天拆线，曾经有患者因为忘记拆线而导致整个手术失败。

（6）手术当天少说话，不要频繁大张口或牵拉嘴唇去查看伤口，伤口需要休养。

（7）术后有任何疑问都可以咨询种植医生。

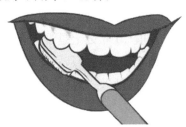

图 6-9　术后一定注意保持口腔清洁

12. 种植牙术后出现哪些情况需要及时和医生联系

为了方便患者预约复诊，以及某些疑问能及时得到解决，医生常常会留一个联系电话给进行种植手术的患者，很多患者并不知道哪些情况应该联系医生，特别是种植手术后。手术后以下情况应该联系医生：

（1）种植手术是一个有创的手术，术后根据每个人的体质和手术大小的不同，会有不同程度的肿胀，一般前三天会感觉越来越肿，三天以后肿胀慢慢消失。所以，如果是单纯的肿胀，不用担心，这是机体的正常反应。

（2）术后当天口内可能会有一些血丝，患者不必紧张，但是如果唾液中一直有块状血，就需要马上联系医生。

（3）麻醉药代谢后当天会有一点疼痛，一般一颗止痛药就可以，但是如果疼痛持续一周或半个月以上，也需要联系种植医生进行检查。

（4）很重要的一点是，如果感到种植体上有些小部件松动，一定要联系医生。

（5）种植牙需要数次复诊，到了复诊时间就可以打电话跟医生预约时间，以便更早地做好安排。

了解了上述种植牙知识后，如果还有疑问可以尽快联系种植医生，医生和患者都希望种植牙能健康使用。

13. 种植牙可以用一辈子吗

现在种植牙作为一种新修复方法，已渐渐成为许多缺牙患者的首选，然而种植牙毕竟费用相对较高，而且需要花费较多精力和时间，因此，种植牙到底能用多久、能不能用一辈子，是患者和医生共同关注的问题。如果患者维护得当，一般10年以上是没问题的。目前，世界上种植牙最长的寿命是48年。但是种植牙和天然牙是一样需要细心维护保养，需要饭后好好刷牙，定期洁牙检查，如果不好好对它，一样会像天然牙一样受损后"下岗"。

14. 种植牙应该如何保养和护理

种植牙和天然牙一样由多个部分组成，天然牙的各个部分是有机地结合在一起的，而种植牙是靠螺丝或黏接剂连接的。机械连接受到疲劳寿命和机械性能等的限制，易使种植牙的各个连接部分松动；连接处可因黏接剂的松脱或老化而使牙冠松动。因此，种植修复完成后有必要进行定期复查，以便及时修理。

种植牙需与天然牙协调，以维持正常的口颌系统功能。一方面，种植牙与天然牙的磨耗速度不同，这样将破坏生理磨耗𬌗的建立，从而造成𬌗创伤；另一方面，天然牙始终具有向前、向咬𬌗面方向的运动，而种植牙缺乏这两种定向运动的驱动力。因此，有必要对种植牙进行定期调殆处理，以适应不断变化的殆关系。

种植牙有类似天然牙的牙体与牙周关系。种植体的穿龈部分与牙龈上皮形成上皮袖口，阻止口腔内的各种感染进入种植体和骨头结合的界面，从而维持种植牙的长期稳定。细菌、病毒等对这个袖口的生物性破坏作用，以及种植牙受力时对这个袖口的机械破坏作用，都会对种植牙的使用寿命有直接影响。这样，在常规清洁种植牙的同时，有必要对种植牙的周围进行特殊的种植体洁治和周围天然牙常规洁治。

15. 种植牙的价格为什么会有那么大的差别

笔者曾在医院电梯听到两个患者很有意思的谈话，甲说："一颗种植牙要1万多，太贵了。"乙说："到处都有广告1998元一颗，你敢不敢去？"他们的对话其实反映了绝大部分患者的心理，对于价格差别如此大的种植牙，贵的觉得太贵了，便宜的又不敢去做。那么，这其中到底有什么差别呢？

首先，要改变一个观念，种植牙是一种医疗行为，不是单纯的商品。经常有患者会来问，种植牙多少钱一颗，医生都会耐心地为其解释，要进行系统的检查，看患者到底适合做哪一种，不是说最贵的就最好，也不意味着最便宜的就最划算，牙种植毕竟是一种医疗手段，而不是单纯的买卖。

其次，既然是一种医疗行为，它的价值就不仅是商品的价值，而其中患者更看重的恐怕还是医疗技术的价值，这也是为什么就算觉得比别的地方贵，大家还是愿意找医疗技术更好的医生，这说明患者心里其实是认可医疗价值的。

最后，再来谈谈琳琅满目的种植牙的价格，这也是患者最关心的问题。种植牙的价格主要包括植体和植体上面的牙冠价格。目前使用历史较长的是欧美体系的种植体，其效果稳定，有大量的临床病例报道其结果的可靠性，但价格也相对高。另外两个主流体系是韩国系和国产，属于种植牙中相对新的成员，价格也会低一点。至于具体选择哪一种，还是需要患者请有资质的种植医生根据自己的情况制订详细的治疗方案。

（魏　娜）

第七章　牙齿拔除与注意事项

1. 什么是智齿

　　经常会有人问："如果把智齿拔了，会不会变笨呢？"回答是：不会。智齿学名第三磨牙，一般人 16～25 岁萌出，此年龄阶段正值人心智趋于成熟的时期，因而俗称智齿。其功能如同其他牙齿一样，主要起到咀嚼食物的作用，对人的智力发展和成熟无任何作用。因此，不会因拔完智齿，智力受影响而变笨（图 7-1）。

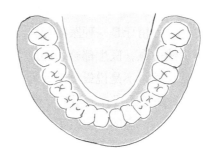

图 7-1　正常情况下，上下颌各 16 颗牙齿。面部中线开始，从前往后分别称为切牙、尖牙、前磨牙和磨牙，第三颗磨牙即为"智齿"

2. 智齿有什么作用

　　正常萌出的智齿，作为第三磨牙，对咀嚼食物有一定的帮助，可有助于粗纤维食物的研磨、细化，利于营养物质的消化吸收。

3. 智齿为什么总是长不出来

　　很多年轻人都有过智齿总是长不出来，反复发炎的历史。到医院去看，口腔医生写的诊断"智齿阻生"让人困惑不已。那么阻生的智齿从哪里来呢？
　　随着人类饮食结构的变化和刀叉等餐具的使用，人们进食时无需使用太大的咀嚼力。颌骨的宽度逐渐变小，而牙齿的宽度与数量减少速度更加缓慢，因而造成牙齿与颌骨的宽度不协调。作为最后萌出的智齿，常常因为萌出空间不足，造成部分萌出，萌出方向不正或完全埋伏于齿槽骨内，称为阻生智齿（图7-2）。

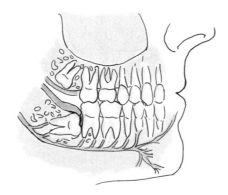

图 7-2　智齿常常因为萌出方向不正确，长不出来，埋在齿槽骨里，而称为"阻生智齿"

4. 智齿有什么危害，到底拔不拔

智齿有以下4种危害，值得人们考虑拔不拔。

（1）感染：阻生智齿表面往往牙龈覆盖，形成口袋状（称为盲袋），食物残渣易滞留其中，难以清洁，导致细菌滋生，从而易引起周围牙龈炎症，亦称为智齿冠周炎。若感染扩散，可引发周围软组织间隙感染、肿痛、张口受限伴全身乏力、发热等症状。若肿胀压迫呼吸道，甚至有窒息的可能，危及生命（图7-3）。

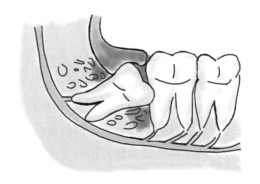

图 7-3　智齿周围的袋子里聚集的食物残渣（绿色），导致周围牙龈和骨发炎、红肿

（2）龋病和牙周炎：阻生智齿与第二磨牙邻接关系异常，食物残渣滞留，滋生的细菌易引起智齿和第二磨牙的龋病（"虫牙"、"蛀牙"）和牙周炎，导致牙齿敏感，冷热刺激痛，牙龈红肿、发炎、疼痛及牙齿松动（图7-4）。

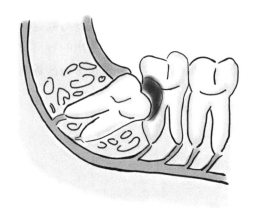

图 7-4　智齿向前倾倒，压迫邻近牙齿，食物清除困难，导致龋坏（蛀牙）的发生

（3）牙列拥挤：阻生智齿，尤其是向前倾斜的智齿是造成牙列拥挤的重要原因之一。这也是正畸时为保持正畸效果，正畸科医生制订计划时需要考虑是否拔除智齿的原因（图 7-5）。

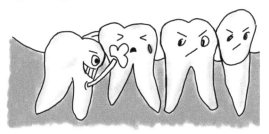

图 7-5　智齿向前生长，推挤前方牙齿，导致牙列拥挤

（4）囊肿：牙齿在发育过程中周围有一层软组织包囊，称为牙囊。正常萌出后，牙囊即消失、退化。阻生智齿牙囊无法消失，反而如注水的气球逐渐增大，造成齿槽骨甚至邻近牙牙根的吸收。齿槽骨中央形成空洞，抗击能力下降，在受外力的作用下易导致骨折的发生（图 7-6）。

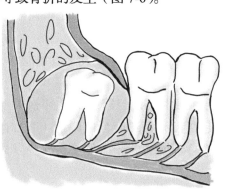

图 7-6　智齿周围包囊不断增大，压迫周围齿槽骨，形成囊肿

因此，作为人第三磨牙的智齿，其功能逐渐退化，而且常常因为不能正常萌出，给口腔局部或全身可能造成不良影响。若智齿没有正位萌出，不能与对颌牙齿形成正常的咬合关系，影响咀嚼功能，对周围牙齿、牙龈、牙周、齿槽骨有不良影响，建议尽早拔除。

5. 拔完智齿，其他的牙齿会变松吗

人的牙齿可以想象成萝卜，牙龈和齿槽骨如同周围的泥土。俗话说"一个萝卜一个坑"，拔掉一个萝卜，其他的萝卜也不会松动啊！

多数智齿向前方倾斜，造成临近牙齿相邻部分齿槽骨吸收。如同水土流失一般。拔除智齿后，临近的牙齿缺少后方支撑，可能会有一定的松动。随着拔牙创口的愈合，可能松动度会有改善，但远离智齿的牙不会因拔除智齿而松动（图 7-7）。

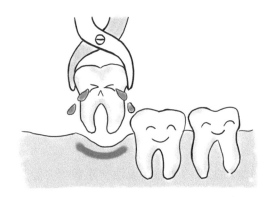

图 7-7 智齿拔除后，周围牙齿坚挺如故，笑逐颜开

6. 智齿是"神经牙"，拔智齿会面瘫吗

首先我们应该了解什么是面瘫。面瘫是指因支配面部肌肉运动的面神经病变或损伤所引起的无法皱眉头，嘴包不住气（鼓不起腮帮子）和半边嘴角歪斜。

民间有将智齿称为"神经牙"的说法。有部分人认为"神经牙"不能拔，担心拔完后可能会面瘫。其实这种想法是多虑了。被称为"神经牙"的智齿指下颌第三磨牙，因其牙根的解剖结构距离齿槽骨内的下牙槽神经和舌方的舌神经较近而得名。下牙槽神经和舌神经是负责掌管下嘴唇、下牙和舌感觉的神经，其损伤后往往表现为支配区域的麻木和不适。而引起面瘫的面神经位于人的腮腺区域，远离拔牙区域。因而拔除智齿不会引起面瘫。

7. 什么是残根

顾名思义，残根就是残留的牙根，也就是人们说的"烂牙根"。因牙齿的牙冠有大面积蛀牙，牙齿腐蚀、崩解脱落，或外伤造成牙冠断裂，牙根部分残留于齿槽骨内而得名。

8. 残根有什么危害

残根多数高出牙龈，表面不规则，色泽灰暗，可有较尖锐的残留牙冠，长期遗留在口腔中，可能造成危害。

危害一：发炎。

残根因其表面不规则，与周围牙邻接关系异常，食物残渣难以清洁，加之咀嚼食物时可能促使周围牙龈与残根边缘摩擦，长此以往易导致牙龈炎症。若残根本身即患牙周炎，沿牙龈牙周扩散，也可导致周围牙齿牙周炎。

危害二：感染。

蛀牙形成的残根，本身即有感染存在，细菌长期滞留在牙根内，成为感染源。感染不断向周围牙龈、牙周和齿槽骨扩散，可形成根尖周炎、根尖周囊肿，甚至在抵抗力低下的情况下，突破齿槽骨向周围软组织间隙扩散，形成可能危及生命的间隙感染。

危害三：溃疡和肿瘤。

残根上端可能残留较尖锐的牙冠。说话、吃饭等口腔运动，可能会造成口颊和舌等表面划伤，反复形成溃疡。长期的慢性刺激甚至可能有恶变的可能。

9. 残根没有症状，为什么镶假牙的时候要拔除

镶假牙的时候口腔医生常常建议将残根拔除。人们通常会有疑问："烂牙根又不发炎，平时也不痛，直接在上面镶假牙就行了，为什么要拔掉呢？"殊不知若直接在牙根上镶牙，迟早会出问题。

口腔内的残根若不处理，贸然在其上镶假牙，一方面感染源无法及时清除；另一方面咀嚼时假牙挤压牙龈，残根易造成牙龈组织压痛、炎症和溃疡。所以，在镶假牙的时候，为了假牙的安全健康使用，听听口腔医生的建议，尽早把残根拔掉。

10. 乳牙长蛀牙了，是否应该拔除等新牙长出来

　　有部分家长认为反正孩子的乳牙是要换的，发现乳牙长蛀牙了，就带孩子来医院要求拔除。那么到底应不应该拔除呢？乳牙蛀牙严重，仅遗留残冠、残根，无法治疗时，或者乳牙牙髓、牙根尖感染无法得到有效控制，乳牙已成为感染源时，为防止感染扩散，影响其下方的恒牙牙胚正常发育，应及早拔除（图7-8）。

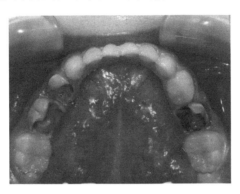

图 7-8　右侧两颗、左侧一颗乳牙已大面积蛀坏，无法治疗

11. 宝宝长了两排牙齿，该不该拔除一排

　　5～7岁的儿童会出现"双排牙"或"背背牙"，常见于门牙（中切牙）处，恒牙已部分萌出，而其对应的乳牙还没脱落，形成两排牙齿。此时可拔除乳牙，为恒牙的萌出腾出空间，使恒牙回到其正确的牙列位置排列（图7-9）。

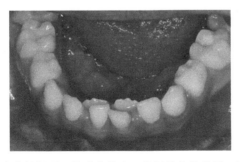

图 7-9　两颗锯齿状的恒牙已从舌方萌出，挤压前方的乳牙，形成"双排牙"

12. 宝宝的牙齿松动了，该不该拔除

　　儿童的牙齿松动可能有两种情况：

（1）替换期严重松动：此时乳牙的牙根已经明显吸收，严重松动，可以拔除。可根据儿童的年龄、对侧同名牙更换情况和 X 线情况判断。若 X 线片显示乳牙根部存在恒牙牙胚，且牙根已吸收，可以拔除。为防止两侧牙齿向拔牙间隙倾斜，占据恒牙空间，拔除乳牙后最好应安置间隙保持器，维持恒牙的萌出空间。

（2）外伤松动：因外伤造成折裂、松动的乳牙，可以拔除。

13. 松动的乳牙是不是都必须拔

除病灶乳牙和外伤乳牙外，孩子如果有松动的乳牙，家长可以不用着急带来医院拔除。平时饮食中增加粗粮，鼓励孩子咬硬物，也可以促进乳牙的脱落。毕竟来医院拔牙对孩子和家长都不是一种愉快的经历。

14. 月经期间可不可以拔牙

严格来说，月经期并不是拔牙的禁忌。该时期血管扩张，血管壁变脆，易破裂、出血不止，称为代偿性出血。而且月经期身体抵抗力较平时差，为预防拔牙后止血困难和身体不适加重，一般建议暂缓拔牙。最好待月经完全结束后（约一周）再择期拔牙。当然，若有必要，且必须拔除的牙齿相对较容易，也可在月经期拔牙。

15. 怀宝宝了，可不可以拔牙

妊娠期不是拔牙的绝对禁忌。健康的孕期女性，对引起巨大痛苦、急需拔除的牙，可以选择进行操作。但拔牙选择在怀孕第 4～6 个月期间进行相对较安全。若非急需情况，经口腔医生暂时处理，缓解症状，待妊娠结束 3 个月后再选择拔牙更为稳妥。

当然，最好还是在备孕期间做口腔检查，尽早将口腔内的安全隐患解除，避免不必要的痛苦。

16. 哺乳期拔牙会不会影响宝宝

很多刚刚做妈妈的女性在面对拔牙的时候都会担心麻药及拔牙后服

用的抗生素和止痛药对宝宝会有影响。一般认为哺乳期不是拔牙的禁忌。通常情况下，只要不是处于急性炎症期都可以拔牙。拔牙的麻药不会进入血液，而且多数情况下，拔牙后也无需用药，可以解除药物对宝宝健康影响的顾虑。

如果对拔牙仍有担忧，新妈妈在拔牙后可服用一些相对安全的药物（FDA认可的B类药物）。拔牙前提前准备好母乳，术后给宝宝改用奶瓶。若非急需情况也可以选择断奶后再处理。

17. 牙齿痛的时候为什么不能拔牙

俗话说"牙痛不是病，痛起来真要命"，这反映了大众普遍的心理。牙齿疼痛的时候，恨不得把牙齿拔了，以为拔掉牙齿后疼痛就会随之而去。口腔医生通常会建议先吃药控制炎症和疼痛，不会马上帮其拔掉牙齿。不要以为医生是见死不救，其实医生是在替患者着想（图7-10）。

牙齿痛的时候往往处于牙病急性炎症期。急性牙髓炎、急性根尖周炎等牙病都会引起疼痛，这些牙病是可以通过牙髓治疗得

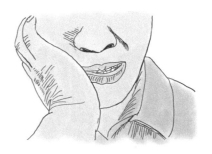

图7-10　右边后面的牙齿疼痛，此时是不能拔牙的

到解决的，完全无需拔牙，而在急性炎症期往往无法准确判断。即使是明确需要拔除的牙齿，在疼痛的时候也不能拔，主要有以下3方面原因：

一是急性炎症期间，局部处于高敏感状态，对疼痛的感受更明显。同时牙齿周围的环境改变，影响麻药的作用。局部麻醉的效果大打折扣，增加拔牙时的痛苦。

二是炎症期间，牙齿周围充血，增加拔牙过程中和拔牙术后的出血。

三是此阶段疼痛牙齿周围积聚大量细菌。血液是细菌很好的培养基，拔牙后有继发伤口感染、愈合不良的风险。

此外，急性炎症不只是发生在牙齿本身，还包括周围的牙龈、齿槽骨，虽拔除牙齿，周围炎症依旧存在，并不会随之去除。反而会因拔牙伤口的疼痛而"伤上加伤"。这也是为什么拔牙后还痛的原因。因此，不要再冤枉口腔医生不帮忙解除痛苦了。

18. 心脏病患者能不能拔牙

患有心脏病的患者一般满足以下条件者，并不是绝对不能拔牙。

（1）心功能Ⅰ或Ⅱ级，体力活动轻度受限（即休息时或轻度活动时无胸闷、心慌、气短等症状），可以耐受拔牙。

（2）冠心病：主要是心肌供血不足。多数患者若病情稳定，一般可耐受拔牙手术。

（3）心血管瓣膜受损类疾病：包括风湿性心脏病、获得性瓣膜功能不全、先天性心脏病、人工心脏瓣膜和换瓣手术后，此类患者拔牙术后引发细菌性心内膜炎的风险相对较大，需术前 1 小时开始预防性使用抗生素，并坚持服用至拔牙术后 3 天。

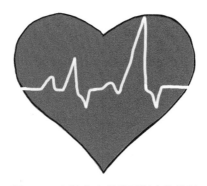

图 7-11　心脏病患者需要视身体情况拔牙

医生完成手术（图 7-11）。

（4）肺心病：可以拔牙，但需预防性服用抗生素，防止心肺功能衰竭。

（5）心律失常：偶发期前收缩，无症状的一度或二度房室传导阻滞，右束支传导阻滞而心功能良好的患者一般可耐受拔牙手术。

心脏病患者拔牙一般建议在心电监护下完成，可随时监控患者的心电图、血压、血氧饱和度等生命指标，同时持续吸氧，拔牙手术安全有保障。患者自身应做好充分的思想准备，消除紧张情绪，积极配合

19. 高血压病患者能不能拔牙

有高血压病的患者，只要血压控制在收缩压 140mmHg、舒张压 90mmHg 以内，一般可耐受拔牙手术。若高于 180/100mmHg，应先治疗后再进行拔牙。

高血压病患者一般建议在心电监护下完成手术（图 7-12）。

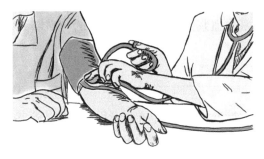

图 7-12　高血压病患者需视血压控制的情况拔牙，建议采用臂式血压计测量血压更准确

20. 糖尿病患者能不能拔牙

糖尿病患者拔牙后相对于健康人易引发感染和创口愈合延迟。通常情况下空腹血糖控制在 8.88mmol/L 以下进行手术较合适。接受胰岛素治疗者，在早餐后 1～2 小时行拔牙手术为宜。同时，手术前可预防性服用抗生素，可降低术后感染的风险。

21. 血液疾病患者能不能拔牙

（1）贫血：贫血可分为再生障碍性贫血、巨幼细胞性贫血、缺铁性贫血和溶血性贫血。各类型发病原因不同，机体适应性和代偿功能各异，通常情况下只要血红蛋白大于 80g/L，红细胞压积大于 30%，都可以拔牙。

（2）白细胞减少症和粒细胞缺乏症：白细胞和粒细胞是人体血液中重要的抗感染细胞，其减少或缺乏时易引发感染，伤口愈合不良。一般情况下若中性粒细胞在 2×10^9/L～2.5×10^9/L，白细胞总数大于 4×10^9/L 者，可耐受拔牙手术。

（3）白血病：急性白血病因血小板减少，有出血倾向，同时伴有发热和感染，拔牙术后可引起出血不止和感染，应视为拔牙的禁忌。

慢性白血病经治疗后病情稳定者，若必须拔牙需会同有关专科专家合作完成。

（4）恶性淋巴瘤：恶性淋巴瘤分为低度恶性和高度恶性，拔牙需慎重，最好在有关专家的配合下完成。

（5）出血性疾病

1）原发性血小板减少性紫癜：急性型有广泛、严重的皮肤和黏膜出血的可能性，不可拔牙；慢性型血小板计数大于 50×10^9/L，凝血功能基本正常者，一般可拔牙。

2）血友病：血液内血浆因子Ⅷ浓度在正常的30%以上者，可以拔牙。

22. 甲亢患者能不能拔牙

手术、感染和精神刺激可引起甲亢患者甲亢危象（高热、大汗、心动过速、烦躁、焦虑不安、谵妄、恶心、呕吐、腹泻，甚至可能心衰、休克和昏迷），危及生命。这类患者在病情得到控制、安静状态下脉搏100次/分以下、基础代谢率在+20%以下时，可以进行拔牙手术。

23. 肾病患者能不能拔牙

肾脏是人体的重要器官，主要负责排泄新陈代谢产生的废物，维持身体内体液和酸碱平衡，同时有内分泌功能。感染及部分药物的使用会增加肾脏负担。急性肾病者应暂缓拔牙。慢性肾病者，若肾功能检查内生肌酐清除率大于50%、血肌酐小于1.5mg/dl，可以拔牙。

24. 肝炎患者能不能拔牙

肝炎急性期应暂缓拔牙。慢性肝炎肝功能受损者或肝硬化患者，拔牙易出血不止。拔牙前应检查凝血功能，若有明显异常，应在术前2～3天开始服用维生素K和维生素C，防止拔牙过程中和拔完后的出血。

25. 恶性肿瘤患者能不能拔牙

此处所说的恶性肿瘤主要指头颈部和耳鼻喉部的恶性肿瘤。靠近口腔内恶性肿瘤的牙齿，即使松动了，也不能拔，因为有可能造成肿瘤的扩散，伤口不愈合，出血不止。咽喉部的恶性肿瘤以放射治疗为主要手段。对于需要拔除的患牙，在进行放疗前至少7～10天完成。放疗后3～5年不可拔牙，因过早拔牙有引起放射性骨坏死的风险。

26. 长期用抗凝药物的患者能不能拔牙

心脑血管疾病的患者和心脏手术术后的患者为防止血栓的形成，往往会在医生的指导下长期服用抗凝血的药物（主要包括阿司匹林、肝素和华法林）。术前需检查凝血功能，凝血酶原时间国际标准化比值（INR）控制在 1.5～2.0 者，可以拔牙。若需停药应咨询专科医生。

27. 长期用肾上腺皮质激素治疗的患者能不能拔牙

此类患者机体的应激反应能力和抵抗力均较低，只要与专科医生配合，合理控制激素用量，可以拔牙。

28. 神经精神疾病患者能不能拔牙

帕金森病、癫痫、脑麻痹等神经精神疾病患者，主要存在配合问题。只要做好充分的术前准备，一般情况下是可以拔牙的。

29. 拔牙前需要做什么准备

"要拔牙了，打麻药会不会很痛啊？""拔牙的时候会很痛吗？""医生会不会拿榔头敲啊？""明天晚上约了朋友吃饭，拔了牙怎么办？""打扮得漂亮点，给医生好印象，说不定下手会轻点？"许多人遇到真要拔牙的时候，可能都会有这些想法。下面介绍拔牙前需要做哪些准备。

（1）对拔牙的紧张恐惧是人之常情。首先要做好心理准备，放松心情，消除紧张焦虑情绪，充分信赖你的医生，增加信心。

（2）拔牙前对拔牙的整个过程，包括麻醉和拔牙过程咨询医生，做到心里有数，充分配合医生尽快完成手术。

（3）尽量安排好自己的学习、工作和生活，保证充足睡眠，避免过度劳累。

（4）提前安排好行程，避免在旅行前拔牙。

（5）尽量不化妆，口红最好不要涂（图7-13）。着装尽量选择宽松舒适的深色服装。医生不会因为你的穿着打扮而在拔牙时有轻重差别的。

（6）推脱掉不必要的应酬，保证拔牙后

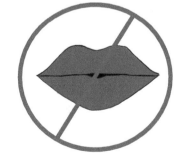

图 7-13　为了防止污染，拔牙手术区不要涂口红

必要的休息。

（7）为避免紧张引起的低血糖反应，拔牙前一定要吃东西，但不宜过饱。

30. 打麻药会不会痛

拔牙麻醉时，麻药注射到牙龈或口腔深部，如同打针一样，局部会有刺痛的感觉，持续时间很短，通常数秒；注入口腔深部时可有酸痛和胀痛的感觉，待注射完毕，这种感觉就会消失。

31. 什么时候麻药起效了

当拔下牙的时候，通常会进行阻滞麻醉。注入的麻药会阻断下牙槽神经和舌神经。当感觉半侧下唇、下牙龈、脸颊部和半侧舌的感觉与对侧相同部位明显不同，有麻木感时，麻药开始起效，可以开始拔牙。

32. 打过麻药后拔牙会不会有感觉

麻药的作用是很大程度上阻断痛觉，但触觉、温度感觉依然存在。所以，拔牙过程中，可感觉到医生的操作，但不痛或仅有轻微的疼痛不适。

33. 医生会不会拿榔头把牙敲下来

现代拔牙术采用微创技术，用牙钻在很小的范围内操作，完全可代替榔头（骨锤），拔牙的过程更舒适。

34. 拔牙的时候该怎么做来配合医生

拔牙过程中口水积在嘴里，医生会及时清理，患者无需多虑。在打麻药和拔牙过程中只要尽量张大嘴，用鼻子呼吸即可。

拔牙过程中若有任何不适，举左手示意即可，切记不可随意摆头、闭口，更不可抬手碰医生的手。

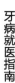

35. 牙齿拔完后应该注意什么

（1）医生放在嘴里的棉纱球咬 30 分钟。若拔除的牙齿较复杂、耗时较长，延长至 40～60 分钟再自行取出。时间一定要足够。不要因为口水和血液渗透棉纱球就马上更换。反复更换纱球就如同掀伤疤一样，反而容易出血不止。

（2）嘴里的口水尽量咽下去。如果感觉吞咽有困难，也要保证咬紧纱球的前提下吐口水。

（3）拔牙后 2 小时可以吃东西。

（4）建议一周内不可饮酒，不可吸烟。

（5）24 小时内不要刷牙。如果感觉嘴里有血腥味不适，可用清水漱口，但切记不可用力，轻轻含漱。可使用漱口水辅助术后口腔清洁，但不宜使用过多、过频。

（6）不要去舔或者吸吮伤口，防止血凝块脱落。

（7）术后当日可冰敷面颊部，有利于止血和减轻肿胀。

（8）术后一周不建议进行游泳、骑单车、跑步、打球等剧烈运动（图7-14）。

（9）术后一周不建议长途旅行和去高海拔地区，不建议加班熬夜。

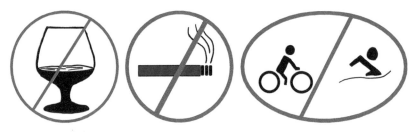

图 7-14　为了拔牙后伤口的恢复，建议不要饮酒（左），不要吸烟（中），
不要剧烈运动（右）

36. 拔完牙后饮食上应该注意什么

尽量吃温凉的软性食物。千万不可吃过热、过硬、刺激性的食物。咀嚼食物尽量用另一边。进食流质食物（鸡汤、鱼汤）时不可用吸管（图7-15）。

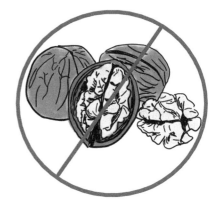

图 7-15　拔牙后建议不要吃火锅之类的大餐（左），不要吃太硬的食物（右）

37. 拔完牙是不是必须吃药

一般情况下，拔完牙后是不需要吃药的。如果患有心脏病、糖尿病、肾病者，术后可服用抗生素；如果疼痛很明显，无法忍受，术后当天可服用止痛药。但一般建议服药不超过 3 天。

38. 拔完牙后多长时间可以镶假牙

一般建议拔牙后 2～3 个月，待拔牙处的牙龈和齿槽骨基本愈合后方可镶牙。个别简单的、松动的牙齿拔完后，镶牙时间可提前至 1 个月。

39. 拔完牙后第二天早晨还在吐血，正常吗

吐掉嘴里的止血棉纱球，出血基本止住了，但有少量的渗血混杂在口水中，吐出有血丝，嘴里会有血腥味。这种情况可能会持续 2～3 天。实际上这是渗血，出血量不会很大，无需紧张。

40. 拔完牙后还是痛，正常吗

麻药药力失效后，多会有明显的疼痛。疼痛不适一般在 8～12 小时后会明显缓解。对疼痛的耐受能力也因人而异。若自觉无法耐受，可以服用止痛药物（布洛芬、双氯芬酸钠）缓解。

41. 拔完牙脸肿了，正常吗

拔牙后的肿胀是身体对创伤的正常反应。多数情况下会在 48～72 小时后肿胀程度达到顶峰，3 天后逐渐消退。一般情况下可不处理。冷敷可明显减轻肿胀的程度。也可选择服用地塞米松预防，但服用时间不超过 3 天。

42. 拔完牙低热，正常吗

有少部分人拔牙后在手术当天或第二天早晨出现低热。这是因为拔牙后一过性细菌入血造成的。此时不必紧张，加强休息，同时服用抗生素即可。

43. 拔完牙后还在出血，该不该处理

拔牙后当嘴里吐出的血呈鲜红色、或吐出大量成团的血凝块时，说明拔牙创口在出血。此时可先用备有的棉纱球咬住拔牙创 30min。如果还是无法止血，应及时到医院处理。

44. 拔完牙 3 天后伤口疼痛加剧了，该不该处理

当拔牙后 3～5 天开始出现拔牙创口剧烈跳痛，甚至牵涉到太阳穴处放射痛，嘴里有腐臭味时，说明可能得了干槽症。这时需要及时再联系拔牙医生，寻求进一步处理。

45. 拔完牙 3 天后肿痛没有缓解，反而加重了，为什么

手术后 3 天，如果拔牙创口和周围牙龈甚至面部肿痛仍然没有缓解，全身出现发热、乏力等症状时，可能发生了感染，需要尽快到医院就诊。

46. 拔完牙后，嘴张不大了，为什么

拔牙后（尤其是下颌智齿拔除）有部分人会出现嘴张不大的情况。开口受限的发生可能有两种原因：一是拔牙创口的感染导致周围软组织（肌肉、黏膜）肿痛；第二种原因则与负责控制闭口的肌肉受激惹有关。有少部分人在下颌智

齿的后方附着一块肌肉的肌腱。这块肌肉负责闭口，称为翼内肌。智齿拔出的时候，肌腱撕裂，肌肉受到激惹而发生痉挛，从而引起开口受限。若发生开口困难，应回到医院或咨询医生，寻求处理或建议。

47. 拔完智齿后下嘴唇麻，为什么

麻药失效后仍然感觉下唇麻木，说明可能在拔牙过程中下牙槽神经受到损伤，常发生于拔除下颌智齿时。下牙槽神经受损的概率为 0.5%～5%，表现为半侧下唇、牙龈麻木，牙齿感觉迟钝，严重者牙齿可有"浮起"感。多数情况可以在 1 个月左右自行恢复，恢复期一般不超过半年。也有 1～2 年无法恢复的情况，但发生率很低。

48. 拔完智齿后半边舌头麻，为什么

麻药失效后仍然感觉舌头麻木，说明舌神经可能受到损伤。舌神经受损的发生率为 0.02%～0.06%，表现为半侧舌前部约 2/3 面积麻木，味觉异常。舌可有烧灼感。一般情况下舌神经损伤后，恢复缓慢，甚至无法恢复。

如果发生上述两种神经损伤的情况，可咨询医生如何处理。

49. 拔完牙后喝水，水总是从鼻子里流出来，为什么

拔牙后如果发现无法鼓气，喝水的时候，水从鼻子里出来，说明可能发生了口鼻瘘。口鼻瘘常发生在拔除上颌磨牙的时候。人的上颌骨两边各有一个空腔，与鼻腔相通，称为上颌窦。上颌磨牙牙根与上颌窦之间距离很近，有的人牙根就长在上颌窦里面。拔牙时，如同开酒瓶一样，将瓶塞拔掉，口腔和上颌窦相通而形成口鼻瘘。若发生这种情况，请及时联系医生处理。

50. 拔完牙后什么情况需要尽快到医院处理

当拔完牙后出现以下几种情况的时候，请尽快到医院处理：

（1）拔完牙后出现头晕、心慌等现象。

（2）拔完牙后 2～3 小时，嘴里仍然吐出鲜红血液或大团暗紫色血块时，说明拔牙伤口还在出血。

（3）拔完牙后 3 天突然出现伤口和周围剧烈疼痛，并牵涉到太阳穴痛，说明可能有干槽症发生。

（4）拔完牙后 3 天出现伤口和周围的肿痛未见消退，反而进一步加重，伴有发热、乏力等症状，说明可能有感染发生。

（5）拔完牙后当天或第 2 天，喝水时，水从鼻子里流出，说明可能发生口鼻瘘。

上述 5 种情况，在家里无法得到解决，需及时找医生，寻求进一步的妥善处理，以避免不必要的麻烦。

（伍　俊）

第八章　三叉神经痛

1. 什么是三叉神经

　　人的大脑发出 12 对神经，负责掌管眼、耳、鼻、口腔、咽喉、面颈部、肩、心脏、血管和胃肠的感觉和运动及腺体分泌。三叉神经属于第 5 对脑神经，有三根较大的主支分叉，负责眼球表面、眼眶周围的皮肤和黏膜感觉的，称为眼支；负责眼睛到上嘴唇之间皮肤黏膜感觉的，称为上颌支；负责下嘴唇、下牙和舌感觉的，称为下颌支，因此称为三叉神经。

2. 什么是三叉神经痛

　　三叉神经痛，顾名思义，是在三叉神经分布的范围内发生的疼痛。这种疼痛往往突然发生，如同针扎、刀割或者电击一样剧烈。但持续的时间很短，通常几秒到几分钟不等。一段时间内连续发作后，进入休眠期。其间身体没有任何症状。过后又再次连续发作。如此反复，休眠期（或称为间歇期）越来越短，疼痛发作越来越频繁。因为三叉神经痛疼痛剧烈，号称"天下第一痛"。又因发作时常常有面部表情肌肉的痉挛抽搐，又称为"痛性抽搐"。

3. 什么情况下三叉神经痛会发作

　　三叉神经痛的患者可能会自行发作。但多数情况下是因为触碰到某一小块固定位置的皮肤或黏膜而发作，这一固定的点称为"扳机点"。如同枪一般，轻扣扳机，立即可触发剧烈的疼痛。"扳机点"一般有一个，也有可能有两个以上，常常位于牙龈、牙、嘴唇、鼻子、嘴角、面部皮肤或黏膜等处。

4. 为什么会得三叉神经痛

人的神经如同电线一般，中间走行的"电线"称为轴突，传导电流信号；外围包裹一层"绝缘膜"称为髓鞘，起到分隔神经与周围组织、引导电流信号正确传导的作用。当三叉神经末梢到大脑内部任何部位的"绝缘膜"髓鞘脱落后，电流发生"短路"，轻微的电流快速传递到大脑内，很快达到一定的"总和"，引起剧烈疼痛。

引起这种髓鞘脱落的原因有很多，主要包括：①神经周围的血管长期压迫；②神经周围尖锐的骨刺压迫；③周围骨增厚，神经穿过的骨孔隙狭窄；④寒冷刺激；⑤神经周围、神经的"源头"——大脑内部的肿瘤或病变。

5. 什么人好发三叉神经痛

一般来说，三叉神经痛好发于 40 岁以上的中老年女性。

6. 三叉神经痛和牙痛的区别

当三叉神经痛的"扳机点"在牙齿上时容易和牙齿本身病变引起的牙痛混淆。

牙髓炎引起的牙痛不像三叉神经痛一般的短暂、尖锐和剧烈。而往往表现为持续性的钝痛，晚上会加重，冷的和热的食物刺激可能加剧，而且口腔内通常会有烂牙齿（图 8-1）。

还有一种牙病称为髓石，即牙髓内的结石。它所引起的牙痛在低头或者躺下时发作，一般不会表现为周期性，而且也不存在"扳机点"。

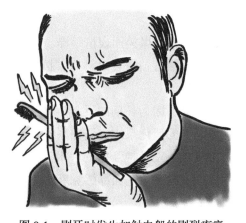

图 8-1　刷牙时发生如触电般的剧烈疼痛

103

7. 三叉神经痛的治疗方法有哪些

三叉神经痛的治疗包括非创伤性和创伤性两类。一般遵循循序渐进的原则。根据病情的轻重，先选择非创伤性的药物治疗（服用卡马西平等药物）。当药物无效时再选择创伤性较小的神经封闭、冷冻、注射、射频热凝等，最后再选择创伤性的、风险相对较大的治疗方式，包括神经撕脱、球囊压迫等手术。

8. 三叉神经痛得过一次以后还会再得吗

三叉神经痛是一种顽固性的慢性神经疾病，较容易复发。一般仅靠服用药物控制。即使是相对较为彻底的手术治疗，也有复发的可能性。因此，这种病不能像得水痘一样，得过一次就不会再得，许多患者都会长期反复发作。

9. 三叉神经痛有后遗症吗

因为有"扳机点"的存在，患者担心不小心点燃导火线，引发剧痛，导致一些简单的、日常必需的生活活动无法进行：

（1）不敢洗脸，不敢剃胡子，整日蓬头垢面；不敢见人，缺乏交际，进而导致性格孤僻，心情焦虑、烦躁，或产生情绪低落、悲观等不良心理。

（2）不敢刷牙，导致口腔卫生条件差，进一步导致蛀牙、牙周病、口炎等口腔疾病。

（3）不敢微笑而表情呆滞、木讷。

（4）因害怕进食时触碰"扳机点"而饮食过少，身体长期处于营养不良状态而消瘦。

此外，因为长期的反复疼痛刺激，大脑处于兴奋状态，分泌激素增加，进而影响人的消化系统、循环系统、呼吸系统。

当然，三叉神经痛的手术治疗中，如果手术损伤了周围的神经组织，也可引发如咬物无力、面部感觉麻木等神经症状。

（伍　俊）

下篇

牙病就诊医院指南

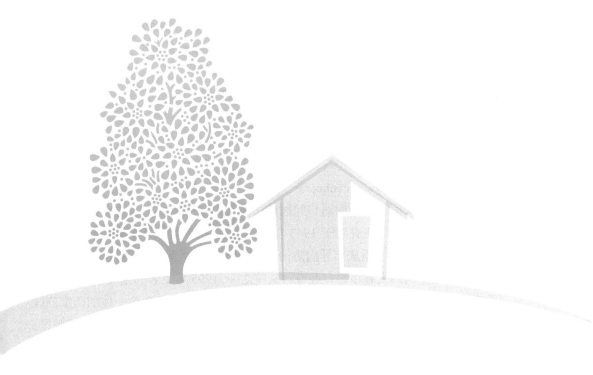

第九章　全国主要口腔诊疗单位就医信息汇编

第一节　西　南　区

1. 四川大学华西口腔医院

医院等级：三级甲等

地址：四川省成都市人民南路三段 14 号

网址：http://www.hxkq.org

简介：四川大学华西口腔医院始建于 1907 年的成都仁济牙科诊所；1912 年扩建为仁济牙症医院；1928 年仁济牙症医院迁至成都市华西坝，更名为华西协合大学口腔病院；1951 年更名为华西大学口腔病院；1953 年更名为四川医学院附属口腔医院；1985 年更名为华西医科大学附属口腔医院；2001 年更名为四川大学华西口腔医院。四川大学华西口腔医院是中国第一个口腔专科医院，是国家首批三级甲等口腔专科医院，拥有 8 个国家临床重点专科，实现了主要临床科室国家临床重点专科全覆盖。医院现有口腔综合治疗椅 325 台，病床 204 张，年门急诊量 80 万人次，住院 5000 余人次，手术 4000 余台次。

2. 重庆医科大学附属口腔医院·重庆市口腔医院

医院等级：三级甲等

地址：重庆市渝北区松石北路 426 号

网址：http://www.cqdent.com

简介：重庆医科大学附属口腔医院·重庆市口腔医院前身是由中华民国国民政府中央卫生实验研究院于 1943 年 10 月成立的沙坪坝牙病防治所。新中国成立后，1946 年成立重庆市牙病防治所。1955 年成立重庆市口腔病医院，成为全国最早建立的四大省市级口腔专科医院之一，1995 年更名为重庆市口腔医院。重庆市口腔医院是集医疗、教学、科研、预防、保健、急救为一体的国家三级甲等口腔专科医院，有 3 个院区：北部新院、上清寺院区、黄水康复疗养院区；

2 个门诊部：沙南街门诊部和大学城门诊部。医院设置病床 100 张、口腔综合治疗椅 469 台。在岗职工 882 人，其中专业技术人员 794 人。开设有牙体牙髓病科、牙周（黏膜）病科、颌面外科、修复科、正畸科、预防科、牙种植科、VIP 中心、整形美容中心、儿童牙病中心、洁牙中心、唇腭裂序列治疗中心、会员中心。

3. 昆明医科大学附属口腔医院·云南省口腔医院

医院等级：三级

地址：云南省昆明市高新区海源中路 1088 号 C 座

网址：http://www.ynskq.com

简介：昆明医科大学附属口腔医院·云南省口腔医院是云南省唯一的三级口腔专科医院，成立于 2006 年，核定规模为口腔综合治疗椅 150 台，病床 34 张，下设 11 个临床科室、3 个门诊部和 1 个口腔颌面外科研究中心。口腔修复科、牙体牙髓科、口腔正畸科、口腔护理等 5 个科室获得省级临床重点专科建设项目，年门诊量 20 万人次，住院 1300 余人次。

4. 遵义医学院附属口腔医院

医院等级：三级甲等

地址：贵州省遵义市大连路 143 号

网址：http://www.zykq.org

简介：遵义医学院附属口腔医院于 1998 年成立，是贵州省集医疗、教学、科研、牙防为一体的三级甲等口腔专科医院，设门诊部、住院部、仁怀市分院等业务点。门诊部设口腔颌面外科、口腔内科、口腔修复科、口腔正畸科、口腔预防与儿童牙科、口腔种植科、口腔美容科、口腔放射科、口腔病理科、口腔药剂科 10 个临床医疗业务科室，开放口腔综合治疗椅 75 台，各科分设普通诊室、专家诊室、特需诊室以满足患者不同层次就医需求；口腔颌面外科住院部设 2 个病区共开放床位 80 余张，分为口腔颌面部肿瘤及三叉神经疾患、口腔颌面部创伤及正颌、口腔颌面部整形及美容 3 个亚专业，附设口腔急诊室、手术室、检验室和语言治疗室等辅助部门。年平均门诊量 5 万余人次，年平均住院 2000 余人次，年平均手术 1500 余台次。

5. 贵州医科大学口腔医学院

地址：贵州省贵阳市北京路 9 号

网址：http://kqx.gmc.edu.cn

简介：贵州医科大学口腔医学院成立于 2013 年，前身系 1941 年创建的国立贵阳医学院附属医院口腔科。口腔临床专业科室设有牙体牙髓科、牙周黏膜科、儿童及预防口腔科、口腔颌面头颈外科、口腔修复科、口腔正畸科、手术室、麻醉科等；下设临床辅助科室有生化检验科、口腔病理科、药剂科、影像科、复苏监护室、消毒供应中心等。目前，医院有正高级职称人员 9 人、副高级职称人员 28 人、中级职称人员 25 人、初级职称人员 104 人。有口腔综合治疗椅 160 台，住院病床 100 张。

6. 贵阳市口腔医院

医院等级：三级甲等

地址：贵阳市南明区解放路 253 号（新院区）；贵阳市南明区兴关路 18 号（老院区）

网址：http://www.gzsgyskqyy.com

简介：贵阳市口腔医院始建于 1982 年，原名贵阳口腔病防治院，1985 年更名为贵阳市口腔医院，是目前贵州省规模最大的口腔医疗机构。医院设有牙体牙髓病科、牙周病科、口腔黏膜病科、口腔颌面外科、口腔修复科、口腔正畸科、口腔预防科、儿童口腔科、口腔种植科、麻醉科、专家门诊、综合急诊科和紫林庵门诊部 13 个临床科室；设口腔颌面影像科、功能检查科、检验科、药剂科、技工中心和消毒供应室 6 个医技科室。新院区设椅位 160 张，床位 80 张，老院区目前仍正常接诊，有椅位 92 张，床位 54 张。

7. 西南医科大学附属口腔医院

医院等级：三级甲等

地址：四川省泸州市江阳南路 2 号

网址：http://www.lyfskq.com

简介：西南医科大学附属口腔医院前身是已有 60 多年历史的泸州医学院附属医院口腔科，2002 年成立泸州医学院附属口腔医院，是四川省卫生与计划生育委员会直属的三级甲等口腔专科医院。医院拥有位于江阳南路的院本部和位于龙马潭区香林路的城北门诊部，编制床椅位 170 张，医院现有职工 182 人，其中高级职称专家 25 人。现有牙体牙髓病科、牙周黏膜科、口腔颌面外科、口腔修复科、口腔正畸科、口腔预防保健科、儿童牙病科、口腔种植科、医疗美容科、急诊室及放射科、检验科和消毒供应室 12 个临床及医技科室；开设有普通门诊、专家门诊、特需门诊、便民门诊等多层次服务。

8. 云南省第二人民医院·云南省牙病防治研究中心

医院等级：三级甲等

电话：云南省昆明市青年路 176 号

网址：http://www.ynshhyy.com

简介：云南省第二人民医院口腔科成立于 1979 年，1986 年更名为云南省口腔疾病防治中心，1992 年更名为云南省口腔疾病防治研究中心，2003 年更名为云南省牙病防治研究中心。现已发展成为集医疗、科研、教学为一体的现代化口腔中心，下设口腔正畸科、口腔颌面外科、口腔内科、口腔预防保健科、口腔修复科、口腔放射科 6 个二级科室。现有医护人员 72 人，其中医师 44 人，护士 25 人，技师 3 人；主任医师 10 人，副主任医师 8 人，主治医师 25 人。共有综合治疗椅 68 台，病床 40 张。近五年来，门诊年就诊量平均 7.2 万人次，口腔颌面外科住院部年出院平均 1100 人次，年手术平均 950 台次。

9. 云南省第一人民医院口腔科

医院等级：三级甲等

地址：云南省昆明市西山区金碧路 157 号

网址：http://www.ypfph.com

简介：云南省第一人民医院口腔学科分为口腔颌面外科和口腔医学中心。口腔颌面外科现有医务人员 32 人，其中主任医师 2 人、副主任医师 2 人、主治医师 4 人、副主任护师 1 人、主管护师 6 人，编制床位 40 张。年出院患者 1500 人，年手术量 1400 余台，有口腔综合治疗椅 9 台，年门诊量 2.8 万人次。口腔医学中心设口腔内科、口腔矫形科、牙周种植科、预防保健科等亚专业，共有医、护、技人员 61 人，医师 38 人，主任医师 5 人、副主任医师 10 人、主治医师 14 人、医师 9 人，口腔综合治疗椅 45 台，年门诊量 3 万人次。

10. 四川省医学科学院·四川省人民医院口腔医疗中心

医院等级：三级甲等

地址：四川省成都市青羊区一环路西二段 32 号

网址：http://www.samsph.com

简介：四川省医学科学院·四川省人民医院口腔医疗中心始建于 1941 年，现已发展为集临床医疗、教学、科研于一体的口腔医疗中心。现有医师 38 人，主任医师 8 人，副主任医师 15 人。门诊口腔综合治疗椅 30 台，设口腔内科、口腔修复科、口腔种植科、口腔正畸科、儿童牙科和颌面外科，年门诊量约 7.5 万人次，有口腔颌面外科床位 35 张，年手术量约 1200 台次。

11. 西藏自治区人民医院口腔科

医院等级：三级甲等

地址：西藏自治区拉萨市城关区林廓北路 18 号

网址：http://xzyy.e120.com.cn

简介：西藏自治区人民医院口腔科组建于 1954 年，2011 年与四川大学口腔医学院结成对口援助单位，2012 年与四川大学华西口腔医院正式结为协作医院，2014 年成立了四川大学西华口腔医院西藏分院，并在西藏自治区人民医院挂牌。现有医护人员 21 名，其中主任医师 1 名、主治医师 2 名、口腔修复主管技师 2 名、住院医师 12 名、口腔修复技师 1 名、口腔门诊护师 3 名。现有口腔综合治疗椅 10 台，口腔科病房与耳鼻喉科眼科合为五官病房，共有固定床位 16 张。

第二节 华 南 区

1. 中山大学光华口腔医学院·附属口腔医院

医院等级：三级

地址：广州市陵园西路 56 号

网址：http://www.zdkqyy.com

简介：中山大学光华口腔医学院·附属口腔医院是教育部直属重点高等院校的口腔医学教学医院、卫生部部属专科医院及口腔临床专科医师培训基地、广东省-卫生部共建共管医院,是集教学、医疗和科研为一体的现代化口腔医院,现有门诊口腔综合治疗椅 326 台,住院病床 58 张,年工作量 70 万人次,开设 24 个临床医技科室,共有教职工 650 余人,80% 以上医生具有硕士、博士学位,90% 以上拥有主任医师、副主任医师和主治医师职称,现有高级职称 86 人、其中正高 31 人,博士生导师 20 人、硕士生导师 57 人。

2. 南方医科大学口腔医院·广东省口腔医院

医院等级:三级甲等

地址:广州市江南大道南 366 号(总院区);广州市番禺区新艺路 12 号(番禺院区);广州市泰康路 178-180 号(海珠广场院区)

网址:http://www.e5421.com

简介:广东省口腔医院建于 1962 年,2017 年起成建制划转南方医科大学管理,更名为南方医科大学口腔医院(广东省口腔医院、省牙病防治指导中心),是华南地区最具规模的集医疗、教学、科研、预防为一体的省级口腔医院,也是我国最早建立的 5 大临床口腔医院之一。医院现有 3 个院区,内设 14 个管理科室,32 个临床及医技科室。教职工 1106 人,其中高级职称 153 人。现有口腔综合治疗椅 318 台,年门诊量达 60 余万人次,住院部及门诊年手术量达 8 万余例。

3. 广西医科大学附属口腔医院

医院等级:三级甲等

地址:广西壮族自治区南宁市青秀区双拥路 10 号

网址:http://kq.gxmu.edu.cn

简介:广西医科大学附属口腔医院是广西口腔医学教学、科研、医疗、保健中心,是广西唯一的国家三级甲等口腔专科医院。1935 年始建口腔科,1993 年建立附属口腔医院。现有教职工 534 人,其中高级职称 71 人。医院设有医技科室 17 个、住院病区 3 个、综合分门诊部 2 个,口腔综合治疗椅 170 台,开放病床 100 张,2016 年门诊量 23 万余人次,住院量 2200 余人次。

4. 南方医科大学南方医院口腔医院

医院等级：三级甲等

地址：广州市广州大道北 1838 号

网址：http://www.nfyy.com

简介：2011 年正式成立南方医科大学南方医院首家院中院"南方医院口腔医院"，为南方医科大学口腔医学院临床科研教学基地，目前具有师资 46 人，包括教授 4 人，副教授 6 人，讲师 14 人，住院医师 22 人。设有牙体牙髓病科、牙周病科、口腔黏膜病科、老年口腔科、口腔修复科、唇腭裂外科、创伤与整形外科、头颈肿瘤外科、正颌与关节外科、口腔种植科、口腔正畸科，以及口腔特需特诊部、口腔美容部等临床科室。其中牙体牙髓病专业为全国临床重点专科。现有口腔综合治疗椅 80 余台，病床 40 张，日门诊量 400 余人次。

5. 广州医科大学附属口腔医院

医院等级：三级甲等

地址：广州市荔湾区黄沙大道 39 号

网址：http://www.gykqyy.com

简介：广州医科大学附属口腔医院是 2007 年由广东省卫生厅批准成立的口腔专科医院，是集医疗、科研、教学、预防、保健为一体的三级口腔专科医院。医院设有牙体牙髓科、牙周黏膜科、口腔颌面外科、口腔修复科、口腔正畸科、口腔种植中心、儿童口腔科、口腔预防科、颞下颌关节科、洁牙中心、口腔特诊科（VIP）、口腔放射科、口腔消毒中心、口腔急诊科、东风西院区、东晓南门诊部 16 个一级科室，医院在职职工 348 人，其中中、高级专业技术人员 99 人，口腔综合治疗椅 260 台，病床 53 张，年门诊量 30 多万人次。

6. 海南口腔医院

医院等级：三级

地址：海口市龙昆北路 15-1 号（总院）；海口市国贸路 69 号华昌大厦 2 楼（国贸门诊部）；海甸五西路星海花苑 2 楼（海甸门诊部）

网址：http://www.0898hnkq.com

简介：海南口腔医院始建于 1994 年，是海南省卫生与计划生育委员会直辖的省级口腔专科医院，是集医、教、研为一体的口腔专科医院。2014~2016 年以海南口腔医院为中心，以琼海口腔医院、儋州口腔医院为周边辐射中心的网格化口腔医疗体系初步建成，口腔综合治疗台总数达到 200 台、床位 85 张。目前开设牙体牙髓科、儿童牙科、种植中心、口腔外科、牙周科、黏膜科、修复科、正畸科、口腔预防科、美容牙科和放射科 11 个专业科室。医院副主任医师以上高级职称人员 6 人、主治医师 15 人。

7. 海南医学院附属医院口腔科

医院等级：三级甲等

地址：海南省海口市龙华路 31 号

网址：http://www.hyfyuan.com

简介：海南医学院附属医院口腔科有口腔科门诊和病区两部分，分设口腔颌面外科、口腔种植科、美容牙科、牙体牙髓病科、牙周黏膜病科、儿童牙病科、养生保健与口腔预防科、口腔修复科、口腔正畸科、口腔影像科等主要临床科室，并设有 VIP 特诊室。目前有口腔临床教学工作人员 56 人，其中主任医师 4 人，副主任医师 10 人，主治医师 8 人。有口腔综合治疗椅 34 台。

8. 海南省人民医院口腔医疗中心

医院等级：三级甲等

地址：海南省海口市秀英区秀华路 19 号

网址：http://www.phhp.com.cn

简介：海南省人民医院口腔科设 1 个病房，3 个门诊。分有口腔颌面外科、牙体牙髓科、牙周科、儿童牙科、口腔特诊科、修复科、修复技术制作室、口腔正畸科及口腔放射科等临床科室，全科医务人员共有 70 多人，其中主任医师、教授 4 人，副主任医师 12 人，中级职称 20 人。设口腔综合治疗椅 35 台，病房有病床 36 张，口腔颌面外科年手术量 700 多台。

9. 海口市人民医院口腔医学中心

医院等级：三级甲等

地址：海口市海甸岛人民大道 43 号

网址：http://www.haikoumh.com.cn/index.html

简介：海口市人民医院口腔医学中心设有 3 个门诊（海甸门诊、龙昆南门诊、博爱门诊）和 1 个拥有 11 张床位的住院病区。设有口腔颌面外科、牙体牙髓病科、牙周病科、口腔修复科、口腔正畸科、口腔种植和特诊等临床诊室，现有医护人员 42 人，其中高、中级职称 13 人。

10. 深圳市人民医院口腔医学中心

医院等级：三级甲等

地址：深圳市东门北路 1017 号

网址：http://www.szhospital.com

简介：深圳市人民医院口腔医学中心是深圳地区规模最大、建制最早的口腔专科，现有一门诊、二门诊、龙华分院门诊、颌面外科病房，有口腔综合治疗椅 60 台，开放病床 25 张。医院设有口腔颌面外科、口腔种植科、口腔正畸科、口腔内科（牙体牙髓病科、牙周科、口腔黏膜科和儿童牙病科）、口腔修复科等临床科室。

11. 深圳市第二人民医院·深圳大学第一附属医院口腔科

医院等级：三级甲等

地址：深圳市福田区笋岗路 3002 号

网址：http://www.szrch.com/html/office/shoushukeshi/kouqiangke/

简介：深圳市第二人民医院口腔科分为口腔门诊和口腔颌面外科病房，门诊设有口腔正畸科、修复科、牙周科、牙体牙髓治疗科、牙槽外科和种植门诊等临床科室。现有医护人员 80 余人，其中正高级职称 7 人，副高级职称 8 人。门诊有口腔综合治疗椅 35 台，年门诊量达 7.6 万人次。病房有病床 30 张，年收治患者 1100 多例，年手术量逾千台。

12. 桂林市口腔医院

医院等级：二级乙等

地址：广西壮族自治区桂林市三多路 5 号

网址：http://www.glkqyy.net

简介：桂林市口腔医院于1988年由牙科门诊部和红星门诊部合并组建而成。是广西桂北地区最大的一所集医疗、教学、科研和口腔预防保健于一体的现代化二级乙等口腔专科医院。现有职工166人，其中高、中级医技人员53人。设有牙体牙髓科、牙周黏膜科、儿童牙科、颌面外科、正畸科、修复科、专家特诊室、种植中心及VIP诊室等临床科室。

13. 暨南大学医学院附属惠州口腔医院

地址：广东省惠州市惠城区下埔南三街11号

网址：http://www.hzkq.com.cn

简介：暨南大学医学院附属惠州口腔医院挂牌于1992年，是目前粤东地区规模较大、实力较强的专科口腔医院，由深圳飞尚集团控股。医院设有惠州市惠城区总院和惠州市江北、仲恺、麦地、博罗、东平，以及广州天河区、浙江义乌7个分院，口腔综合治疗椅180余台，分设口腔种植科、口腔修复科、口腔正畸科、颌面外科、牙体牙髓科、牙周治疗科、儿童牙科等临床科室。拥有主任医师、副主任医师16人，主治医师52人。

第三节　华　北　区

1. 北京大学口腔医院

医院等级：三级甲等

地址：北京市海淀区中关村南大街22号

网址：http://ss.bjmu.edu.cn

简介：北京大学口腔医院始建于1941年，其前身为国立北京大学医学院附属医院的齿科诊疗室，北京大学是集医疗、教学、科研、预防、保健为一体全面发展的三级甲等口腔专科医院。作为中央保健定点专科医院，医院还承担着党和国家领导人及其他重要人员的口腔医疗保健工作。拥有8项国家临床重点专科建设项目，临床科室15个，医技科室8个，下属分支医疗机构5个，职工2300余人。现有口腔综合治疗椅569台，开放病床157张，2015年门急诊量145.3万人次，日均门急诊量近5000人次，年收治住院患者6700余人。

2. 首都医科大学附属北京口腔医院

医院等级：三级甲等

地址：北京市东城区天坛西里 4 号（天坛部）；北京市东城区锡拉胡同 11 号（王府井部）

网址：http://www.dentist.org.cn

简介：首都医科大学附属北京口腔医院创建于 1945 年，是集医疗、教学、科研、预防为一体的三级甲等口腔专科医院，分为天坛部和王府井部。医院设有 16 个临床科室：牙体牙髓科、牙周科、口腔黏膜科、口腔颌面外科、口腔颌面头颈肿瘤外科、口腔颌面整形创伤外科、口腔修复科、口腔正畸科、儿童口腔科、老年口腔病科、口腔急诊综合诊疗中心、口腔预防科、口腔特诊特需及 MDT 中心、口腔种植科、王府井部综合科；5 个医技科室：药剂科、放射科、检验科、病理科、口腔修复技工制作中心。医院现有员工 1000 余人，其中卫生技术人员 900 余人，聘任高级专业技术职务 160 余人，中级 200 余人。共有口腔综合治疗椅 298 台，病床编制 100 张，开放 63 张，可治疗各种口腔颌面疾病，日均门诊量 2000 余人次，年出院量 2100 余人次。

3. 天津市口腔医院·南开大学口腔医院

医院等级：三级甲等

地址：天津市和平区大沽路 75 号（总院）；天津市河西区黑牛城道 73 号（河西门诊部）

网址：http://www.tjskq.com

简介：天津市口腔医院始建于 1947 年，是集临床、教学、科研、预防为一体的三级甲等口腔专科医院，2008 年经批准成为南开大学口腔医院，2010 年成立河西分诊部。医院设有 21 个临床一线科室，现有职工 872 人，其中副高级以上职称人员 124 人。设口腔综合治疗椅 200 余台，住院病床 80 张。医院年门诊量 66 万人次，年收治住院患者 2500 余人。

4. 天津医科大学口腔医院

医院等级：三级甲等

地址：天津市和平区气象台路 12 号

网址：http://dentistry.tmu.edu.cn

简介：天津医科大学口腔医院始建于 1974 年，是一所集医疗、教学、科研、预防为一体的三级甲等专科医院。医院设有临床科室 12 个，医技科室 5 个，职工 300 余人，其中高级职称医务人员 60 余人。现有口腔综合治疗椅 110 台，开放病床 50 张，年门诊量 20 余万人次。

5. 河北医科大学口腔医院·河北省口腔医院

医院等级：三级甲等

地址：石家庄市中山东路 383 号

网址：http://202.206.48.73/kqyy/hmwk

简介：河北医科大学口腔医院·河北省口腔医院是河北省唯一一家省级口腔专科医院，集医疗、教学、科研、预防为一体，设有口腔内科（分为牙体牙髓病、牙周病、口腔黏膜病 3 个专业）、口腔颌面外科、口腔修复科、口腔正畸科、儿童牙病科、口腔放射科、口腔病理科、检验科、口腔颅颌面种植中心、唇腭裂序列治疗中心、鼾症与睡眠呼吸障碍治疗中心等业务科室，拥有口腔综合治疗椅 90 余台。

6. 中国人民解放军总医院口腔医学中心

医院等级：三级甲等

地址：北京市海淀区复兴路 28 号

网址：http://www.301hospital.com.cn/index.html

简介：中国人民解放军总医院口腔医学中心是一个集医疗、保健、科研和教学为一体的综合性科室，设有口腔内科、口腔外科、修复科、种植科、正畸科、牙周黏膜病科、儿童口腔、老年口腔医科 8 个临床科室，口腔放射科、口腔消毒中心两个医技科室及口腔实验室。现有编制人员 176 人，其中正高级职称 14 人，副高级职称 34 人。有口腔综合治疗椅 150 台，设 2 个病区，床位 60 张，日门诊量 1000 余人次。

7. 山西医科大学口腔医院

医院等级：三级

地址：山西省太原市新建南路 63 号

网址：http://www.sxykdkq.com.cn

简介：山西医科大学口腔医院是山西医科大学附属医院，是一所集医疗、教学、科研为一体的专业性口腔医疗教学医院，于 1998 年正式挂牌成立，成为山西省唯一的公立三级口腔专科医院。设有牙周黏膜病科、牙体牙髓科、口腔综合科、口腔修复科、口腔正畸科、口腔颌面外科、口腔种植科 7 个临床科室，以及消毒供应室、影像科、药剂科、检验科 4 个临床辅助科室。现有教职员工 176 人，其中高级职称 29 人。设口腔综合治疗椅 74 台，病房床位 30 张。

8. 北京协和医院口腔科

医院等级：三级甲等

地址：北京市东城区帅府园一号东院门诊楼 7 层（东院）；北京市西城区大木仓胡同 41 号西院门诊楼 3 层（西院）；北京市辟才胡同 9 号楼 1 层（辟才门诊）

网址：http://www.pumch.cn/ksyl/wkxx/kqk/

简介：北京协和医院口腔科始建于 1953 年，1994 年与哥伦比亚大学合作建立了我国第一个牙种植中心。现设有口腔颌面外科学专业组、牙体牙髓病学专业组、牙周病学专业组、口腔黏膜病学专业组、儿童口腔病学专业组、口腔修复学专业组、口腔正畸学专业组 7 个专业组，以及口腔种植中心、无痛牙科治疗中心 2 个治疗中心。医护人员 76 人，包括医生 48 人、护士 19 人、技术人员 9 人，其中教授和主任医师 6 人、副教授和副主任医师 11 人、主治医师 24 人、住院医师 7 人。共有口腔综合治疗椅 51 台、病床 12 张。

9. 中日友好医院口腔医学中心

医院等级：三级甲等

地址：北京市朝阳区樱花园东街

网址：http://www.zryhyy.com.cn

简介：中日友好医院口腔医学中心下设口腔全科、口腔颌面外科、口腔内科、口腔修复科、口腔正畸科共 5 个二级科室。目前开展全科口腔医学专业、儿童口腔医学专业、牙体牙髓病学专业、牙周病学专业、口腔颌面外科专业、口腔修复学专业、口腔种植专业、口腔正畸专业、口腔美容专业、口腔影像专业共 10 个专业的临床诊疗工作。现有医师 70 人，护理人员 80 余人，技术员近

20 人，其中有教授、主任医师和副主任医师资格以上的专家 16 人。

第四节 华 中 区

1. 武汉大学口腔医院

医院等级：三级甲等

地址：湖北省武汉市洪山区珞喻路 237 号

网址：http://www.whuss.com

简介：武汉大学口腔医院的前身是湖北医科大学口腔医院，始建于 1960 年。1962 年成立湖北医学院附属口腔医院，1993 年更名为湖北医科大学口腔医院，2000 年更名为武汉大学口腔医院，现已发展成为一所集教学、科研、医疗于一体的高等口腔医学院校，是中部地区最大的三级甲等专科医院。拥有 23 个临床及医技科室，其中牙体牙髓科、口腔颌面外科、口腔修复科、牙周科、口腔正畸科、口腔种植科、儿童口腔科为国家临床重点专科。医院拥有卫生部有突出贡献中青年专家 3 人，全国知名口腔专家 17 人、中级以上医技人员 300 余人。共有口腔综合治疗椅 450 台、病床 115 张，在武汉、宜昌、东莞等地设立 14 家分门诊。

2. 中南大学湘雅口腔医院

医院等级：三级

地址：湖南省长沙市开福区湘雅路 72 号

网址：http://xykqyy.csu.edu.cn

简介：2012 年中南大学批准成立湘雅口腔医院，2013 年医院正式挂牌开诊，是湖南省唯一的省级口腔专科医院。设有 13 个临床科室及相关辅助科室，另设有口腔种植中心、口腔美容中心、牙周治疗中心和血管瘤治疗中心 4 个治疗中心。共有职工 130 人，其中包括教师 56 人，医技 10 人，护士 40 人。现有口腔综合治疗椅 120 台，住院部编制床位 80 张，开放床位 30 张，2016 年门诊量 5 万余人次。

3. 郑州大学第一附属口腔医院·河南省口腔医院

医院等级：三级甲等

地址：郑州市中原路与大学路交叉口东北角（一附院门诊部）；郑州市建设东路 1 号（河医院区）；郑州市郑东新区龙湖中环路与龙翔七街交叉口（郑东院区）；郑州市南阳路 169 号付 10 号（惠济院区）

网址：http://fcc.zzu.edu.cn

简介：郑州大学第一附属医院始建于 1928 年，其前身为原国立河南大学医学院附属医院，1958 年更名为河南医学院第一附属医院，1985 年更名为河南医科大学第一附属医院，2000 年更名为郑州大学第一附属医院。郑州大学第四附属医院·河南省口腔医院 1993 年成立，2016 年郑州大学第四附属医院撤销，郑州大学第一、第四附属医院进行资源整合，原河南省口腔医院与郑州大学第一附属医院口腔医学中心合并为新的河南省口腔医院，成为郑州大学第一附属医院"院中院"，是一所集医疗、教学、科研为一体的口腔专科医院。医院拥有郑州大学第一附属门诊部、河医院区口腔医学中心、郑东院区口腔科、惠济院区口腔科 4 个门诊部。设有牙体牙髓科、口腔综合科、口腔颌面外科、特诊科、牙周科、修复科、正畸科、种植科、口腔预防保健科、儿童口腔科、手术室、放射科、检验科、病理科及消毒供应室 15 个临床医技科室。现有口腔综合治疗椅 202 台，病床 210 张，年门诊量 17 余万人次，年手术量 3000 余台。

4. 华中科技大学同济医学院附属同济医院口腔医学中心

医院等级：三级甲等

地址：湖北省武汉市解放大道 1095 号

网址：http://www.tjh.com.cn

简介：同济医院口腔医学中心位于同济医院门诊大楼 9 层，分设 5 个专科：口腔颌面外科、口腔内科、口腔修复科、口腔正畸科、口腔放射科，另外还设立有专家诊室、特诊室、门诊手术室、技工制作室、普通诊室等。现有专业技术人员约 50 人，其中主任医师 6 人，副主任医师 5 人，主治医师 11 人。口腔颌面外科病房设病床 34 张，全年收治患者超过 1000 人，完成各类手术约 900 台，口腔颌面外科门诊有口腔综合治疗椅 8 台，全年接诊患者约 2 万例，口腔正畸科现有口腔综合治疗椅 9 台。

5. 长沙市口腔医院

医院等级：三级

地址：长沙市天心区友谊路 389 号（友谊路院）；长沙市芙蓉区五一大道 844 号（五一路院）；长沙市星沙开发区开元路 27 号（星沙门诊部）

网址：http://www.csskqyy.com

简介：长沙市口腔医院始建于 1960 年，现已发展成为湖南省内一所集医疗、预防、教学、科研为一体的大型公立三级口腔医院。医院现设友谊路院院区、五一路院区和星沙门诊部，下设有牙体牙髓科、口腔颌面外科、修复科、正畸科、牙周黏膜科、急诊综合科、儿童口腔科、老干科、特诊中心、义齿修复中心、种植中心等 18 个临床医技科室。在职职工 515 人，其中高级职称 77 人。拥有口腔综合治疗椅 240 台，住院床位 50 张。医院年门急诊量超过 36 万人次。

6. 中南大学湘雅医院口腔医学中心

医院等级：三级甲等

地址：长沙市开福区芙蓉中路北段

网址：http://www.xiangya.com.cn/web/

简介：1934 年湘雅医院开设了专门的牙科门诊，是湖南省内综合医院最早开设的牙科门诊，1993 年湘雅医院口腔科与原湖南医学院口腔医学系合并，2002 年在此基础上成立中南大学口腔医学院，2013 年 4 月中南大学口腔医学院和湘雅医院口腔科正式分离。2013 年 5 月院科分离后，湘雅医院新的口腔医学中心正式成立，包括口腔内科、口腔颌面外科和口腔修复正畸科 3 个亚专科，门诊设于湘雅医院新医疗大楼门诊 4 楼，口腔颌面外科病房设在 46 个病室。现有工作人员 70 人，其中主任医师 9 人、副主任医师 11 人。

7. 华中科技大学同济医学院附属协和医院口腔医学中心

医院等级：三级甲等

地址：湖北省武汉市解放大道 1277 号

网址：http://www.whuh.com

简介：华中科技大学同济医学院附属协和医院口腔医学中心成立于 20 世纪 50 年代，门诊部位于协和医院门诊楼 5 楼，下设口腔颌面外科、牙体牙髓病科、口腔正畸科、口腔修复科、种植科、牙周黏膜病科、干部保健科、放射科等临床专科。口腔颌面外科病房位于协和医院综合楼 4 楼，设床位 30 余张，年就诊量 7 万多人次。

8. 郑州市口腔医院

医院等级：二级

地址：郑州市二七路 224 号

网址：http://www.hnzzkq.com

简介：郑州市口腔医院始建于 1956 年，1998 年挂牌成立郑州市牙病防治中心，是河南省建院较早、规模较大的集医疗、教学、科研、预防为一体的二级口腔专科医院。设有口腔修复科、口腔种植科、口腔正畸科、牙体牙髓科、牙周黏膜科、儿童口腔科、口腔颌面外科、三叉神经痛治疗科、颞颌关节病治疗科、口腔特诊科、口腔综合科、口腔预防保健科、口腔放射科、义齿制作部等30 多个科室。拥有口腔综合治疗椅 124 台，病床 30 张，职工 320 余人，其中中高级以上职称人员 180 多人。

9. 中南大学湘雅二医院口腔医疗中心

医院等级：三级甲等

地址：湖南省长沙市芙蓉区人民中路 139 号

网址：http://www.xyeyy.com/index.html

简介：中南大学湘雅二医院口腔科始建于 1958 年，2002 年成立口腔医疗中心。设有口腔内科、口腔颌面外科、口腔修复科和口腔正畸科，开设了口腔黏膜病、牙周病、牙列畸形矫正、口腔颌面肿瘤、种植牙、面部骨整形、美容整形、唇腭裂整形美容、口腔颌面部血管瘤、颞颌关节病、美容牙科、儿童牙病、疑难根管治疗等专科门诊。现有医务人员 42 人，其中教授 4 人，副教授 13 人，主治医师 5 人。口腔综合治疗椅 22 台，住院病床 41 张，年出院量 1500 余人次，年手术 1400 余台次，年门急诊量达 4 万余人次。

第五节　华　东　区

1. 上海交通大学医学院附属第九人民医院

医院等级：三级甲等

地址：上海市制造局路 639 号（南部）；上海市漠河路 280 号（北部）

网址：http://www.9hospital.net

简介：上海交通大学医学院附属第九人民医院的前身伯特利医院创建于 1920 年，1952 年更名为上海第九人民医院，1964 年正式成为上海第二医科大学附属第九人民医院，2005 年更名为上海交通大学医学院附属第九人民医院。医院分为南北两部，南部位于黄埔区制造局路 639 号，北部位于宝山区漠河路 280 号，同时设有浦东分院（严镇路 166 号）、高科口腔医疗美容门诊部（严桥路 350 号）、虹梅口腔医疗美容门诊部（虹梅路 3310 号）、大沽口腔医疗美容门诊部（大沽路 388 号）。下设有 14 个口腔专业科室：口腔病理科、口腔正畸科、口腔特需科、口腔综合科、口腔种植科、口腔预防科、口腔修复科、口腔黏膜科、口腔颌面头颈肿瘤科、口腔外科、牙体牙髓科、牙周病科、口腔颅颌面科、儿童口腔科。现有口腔专科医师约 348 人，其中主任医师 55 人、副主任医师 70 人，口腔综合椅 360 台，床位 240 张。

2. 南京医科大学附属口腔医院·江苏省口腔医院

医院等级：三级甲等

地址：南京市汉中路 136 号

网址：http://www.jsdental.cn/jsdental/index.aspx

简介：南京医科大学附属口腔医院暨江苏省口腔医院、江苏省红十字口腔医院是江苏省第一所三级甲等口腔专科医院，前身是 1975 年成立的江苏新医学院附属口腔门诊部。下设有 10 个临床科室：口腔内科（牙体牙髓科、牙周病科、黏膜病科）、儿童牙病科（预防科）、口腔颌面外科（口腔美容整形中心、口腔唇腭裂中心、麻醉科）、口腔修复科、口腔正畸科、口腔特诊科、口腔种植修复科、口腔急诊综合科、第一门诊部、第二门诊部；以及 6 个医技科室：口腔放射科、口腔病理科、药剂科、化验室、供应室、义齿研制中心；院外门诊 6 个。医院现有工作人员 600 余人，其中高级职称者 100 余人。年门急诊量 63 余万人次，年出院量 2300 人次。

3. 南京大学医学院附属口腔医院·南京市口腔医院

医院等级：三级甲等

地址：南京市中央路 30 号

网址：http://www.njkq.net

简介：南京大学医学院附属口腔医院·南京市口腔医院创建于 1947 年，前身是国民政府中央卫生实验院牙病防治所，现已成为一所集医疗、教学、科研、预防于一体的大型三级甲等口腔医院。设有口腔颌面外科、牙体牙髓病科、牙周病科、口腔黏膜病科、儿童口腔科、预防口腔科、口腔修复科、口腔正畸科、口腔种植科、耳鼻咽喉科、医疗美容科、口腔麻醉科、口腔急诊科、高级专家诊疗科、口腔颌面医学影像科、口腔病理科、检验科、药学部、口腔修复工艺科 19 个临床科室，以及大光路部、三元巷、湛江路、迈皋路、庐山路等 5 个门诊部。医院有在职职工 740 人，口腔综合治疗椅 255 台，病床 100 张，年门急诊量 77.5 万人次，年出院 3000 余人次。

4. 浙江大学医学院附属口腔医院·浙江省口腔医院

医院等级：三级甲等

地址：杭州市延安路 395 号（湖滨总院）；浙江大学凤起东路 73 号华家池校区南大门（华家池诊疗中心）；杭州拱墅区萍水街 333 号（城西分院）

网址：http://www.zjkq.com.cn

简介：浙江大学医学院附属口腔医院·浙江省口腔医院是浙江省唯一一家三级甲等口腔专科医院，前身是 20 世纪 80 年代初建立的浙江医科大学附属口腔门诊部，1999 年更名为浙江大学医学院附属口腔医院。医院现共有 3 大院区：湖滨总院、华家池诊疗中心、城西分院。下设有牙体牙髓科、牙周科、口腔颌面外科、口腔修复科、口腔正畸科、儿童口腔科、口腔种植科、口腔综合科、口腔预防科、口腔黏膜病专科、口腔急诊室、特需门诊等设备先进的临床科室，以及口腔病理科、检验科、手术室、放射科、药剂科、消毒供应室、口腔技工中心等辅助科室。现有口腔综合治疗椅 149 台，开放病床 21 张。

5. 同济大学附属口腔医院

医院等级：三级

地址：上海市静安区延长中路 399 号

网址：http://www.tongjikouqiang.com

简介：同济大学附属口腔医院是三级口腔专科医院，设有牙体牙髓病一科、牙体牙髓病二科、牙周病科、口腔颌面外科、口腔修复科、口腔正畸科、儿童口腔科、口腔种植科、口腔综合科、口腔全科门诊、数字化口腔诊疗中心、口腔专病门诊、口腔放射科、麻醉科、检验科 15 个临床科室。拥有口腔综合治疗椅 151 台，病床 50 张，年门诊量 30 余万人次。

6. 山东省口腔医院·山东大学口腔医院

医院等级：三级甲等

地址：济南市文化西路 44-1 号（总院）；济南市槐荫区经七路临街处 588 号（城西分院）

网址：http://www.sdkq.sdu.edu.cn/kqyydefault.site

简介：山东大学口腔医院（山东省口腔医院）成立于 1992 年，2006 年更名为山东省口腔医院，是学院、医院合一管理体制的机构，是山东省内规模最大、设备最先进、科室设置最齐全的口腔专科医院，2015 年成为全省首家三级甲等口腔专科医院和唯一的口腔重点专病专科医院。设有牙体牙髓病科、牙周病科、口腔黏膜病科、儿童口腔科、口腔颌面外科、口腔修复科、口腔种植科、口腔正畸科、口腔综合科、保健科、急诊科、麻醉科、放射科、检验科、病理科、药剂科等 18 个临床医技科室。拥有职工 425 人，其中教授 22 人、副教授 34 人。拥有口腔综合治疗椅 190 余台，床位 50 张，年门诊挂号量超过 20 万人次。

7. 福建医科大学附属口腔医院·福建省口腔医院

医院等级：三级甲等

地址：福建省福州市鼓楼区杨桥中路 246 号

网址：http://www.fjkqyy.com

简介：福建医科大学附属口腔医院·福建省口腔医院前身为 1986 年设立的福建医学院附属口腔医院门诊部，1997 年福建医科大学附属口腔医院成立，现已成为福建省口腔医疗、教学、科研、预防中心，2014 年增加冠名福建省口腔医院。医院现有 5 个外设门诊部：交通路门诊部、晋江门诊部、连江门诊部、省人民医院口腔门诊部和仁德路门诊部。设有牙体牙髓科、牙周科、黏膜科、儿童牙科、口腔预防科、口腔颌面外科（包括门诊、病房、整形美容等）、种植科、口腔修复科、口腔正畸科、急诊综合科、特诊科、交通路门诊部等临床诊疗科室。现有医护员工 371 人，临床医师中 93.1%的人员为大学本科及以上学历，具有博士、硕士学位人员占医师总数的 67.5%。现有口腔综合治疗椅 220 台，病床 60 张，年门诊量达到 35 万人次。

8. 福建医科大学附属协和医院口腔科

医院等级：三级甲等

地址：福建省福州市鼓楼区新权路 29 号

网址：http://www.fjxiehe.com/index.jsp?mid=299

简介：福建医科大学协和医院口腔科成立于 1987 年，现由口腔门诊和口腔颌面外科病房组成。口腔门诊位于医院门诊大楼 5 楼，设有口腔外科、口腔内科、口腔种植科、口腔修复科、口腔正畸科和儿童牙病等 6 大科室。科室在编人员 44 人；其中主任医师 6 人，副主任医师 8 人，中、初级医师 16 人，技工技师 3 人，主管护师、护师及护士 11 人。有口腔综合治疗椅 23 台，年就诊量超过 4.5 万人次。口腔颌面外科病房设置病床位 28 张，有主任医师 2 人、副主任医师 2 人、主治医师 3 人、住院医师 2 人，其中博士 2 人、硕士 6 人，每年完成手术量约 1200 台。

9. 南昌大学附属口腔医院·江西省口腔医院

医院等级：三级甲等

地址：江西省南昌市福州路 49 号

网址：http://www.jxskqyy.com

简介：南昌大学附属口腔医院·江西省口腔医院是集医疗、教学、科研、预防、保健、培训为一体的国家三级甲等口腔专科医院，其前身是创建于 1980 年的江西医学院口腔医学系，2003 年更名为江西省口腔医院，2005 年更名为南昌大学附属口腔医院。设有牙体牙髓科、牙周病科、口腔黏膜病科、口腔颌面外科、口腔修复一科、口腔修复二科、口腔正畸一科、口腔正畸二科、口腔预防科、儿童口腔科、口腔种植科、特需门诊、急诊科、综合门诊（专家门诊）、丁公路医疗门诊部、麻醉科、手术室、病理科、检验科（输血科）、放射科、心电理疗室、消毒供应室、技工室等 23 个临床与辅助科室。在职职工有 264 人，其中卫生技术人员 220 余人，副高以上技术人员 76 人。有口腔综合治疗椅 144 台，住院病床 50 张。年门诊量近 20 余万人次。

10. 安徽医科大学附属口腔医院·安徽省口腔医院

医院等级：三级

地址：安徽省合肥市梅山路 69 号

网址：http://www.ahskqyy.cn

简介：安徽医科大学附属口腔医院·安徽省口腔医院的前身是上海东南医学院牙科，至今已有 90 年历史，是安徽省唯一的省级三级口腔专科医院，除了梅山路院本部以外，还开设了政务区门诊部、宁国路门诊部、滨湖区门诊部和庐阳区门诊部。医院设有牙体牙髓儿童牙科、牙周黏膜科、口腔颌面外科、口腔修复科、口腔正畸科、口腔预防科、口腔综合科、口腔种植中心、口腔特诊科、口腔放射科、口腔病理科、药剂科等临床医技科室 21 个。全院在职职工 230 余人，其中专业技术人员 192 人，教授、主任医师 12 人，副教授、副主任医师 22 人，高级实验师 2 人，主任药师 1 人。设口腔综合治疗椅 100 余台、病床 60 张，年门诊量近 15 万人次。

11. 青岛大学医学院附属医院口腔医学中心

医院等级：三级甲等

地址：山东省青岛市市南区江苏路 16 号

网址：http://qdumh.qd.sd.cn

简介：青岛大学医学院附属医院口腔医学中心的前身是德国野战医院于1914 年成立的齿科，1945 年医院更名为国立山东大学附属医院，齿科更名为牙科，1956 年牙科又更名为口腔科，现更名为口腔医学中心。设有口腔内科、口腔种植科、口腔颌面外科、口腔正畸科和口腔修复科 5 个临床科室。口腔内科有医护人员 119 人，口腔综合治疗椅 66 台，病房床位 43 张。口腔颌面外科有病床 62 张，科室年手术量约 2200 人次，拥有专职医师 24 人，正高级职称 7 人，副高级以上职称 16 人。口腔正畸科有专职医师 10 人，其中正高级职称 2 人，副高级职称 2 人。口腔修复科有 16 张椅位，月均门诊量达 3000 人次。

第六节 东 北 区

1. 中国医科大学附属口腔医院·辽宁省口腔医院

医院等级：三级

地址：辽宁省沈阳市和平区南京北街 117 号

网址：http://www.cmudental.com

简介：中国医科大学附属口腔医院·辽宁省口腔医院的前身是 1986 年成立

的中国医科大学附属第一医院的口腔科。医院现有 19 个临床科室、4 个医疗中心、9 个医技科室及奉天门诊部。有教职员工 632 人，其中专业技术人员 551 人。设门诊口腔综合治疗椅 240 台，病床 100 张。年门诊量 40 万余人次，年住院 3000 余人次，年手术 7000 余台次。

2. 吉林大学口腔医院

医院等级：三级甲等
地址：吉林省长春市清华路 1500 号
网址：http://jdkq.jlu.edu.cn
简介：吉林大学口腔医院前身为 1948 年成立的原第一军医大学第二临床学院口腔科，1985 年建立口腔医院，2009 年更名为吉林省口腔医院，2010 年成为吉林省唯一的三级甲等口腔专科医院。设有口腔颌面外科、口腔种植科、口腔修复科、VIP 综合科、预防口腔科、口腔正畸科、牙体牙髓病科、牙周病科、口腔黏膜病科、儿童口腔科、老年口腔特诊科、综合治疗科、急诊科、殆学及颞下颌关节病科、口腔麻醉科（手术室）、口腔病理科、放射线科、临床检验科、药剂科、口腔修复制作中心和消毒供应室共 21 个临床医疗医技科室。现有教职员工 512 人，其中医生 196 人、护士 136 人，包括正高级职称 26 人、副高级职称 29 人。设口腔综合治疗椅 195 台，病床 90 张。日门诊量近 700 人次，年收容住院患者 2000 人次左右，手术 2000 余台次。

3. 哈尔滨医科大学附属口腔医学院

医院等级：三级甲等
地址：黑龙江省哈尔滨市一曼街 143 号
网址：http://kq.hrbmu.edu.cn
简介：哈尔滨医科大学附属口腔医学院是一所集医疗、教学、科研为一体的具有专科特色的临床医院，设有口腔颌面外科一病房、口腔颌面外科二病房、牙体牙髓病科、儿童口腔科、口腔预防保健科、牙周病科、口腔修复科、口腔正畸科、口腔颌面外科门诊、口腔种植中心、口腔放射诊断科、语音（言）障碍诊疗中心等临床科室。现有教职工 154 人，教师 104 人，其中高级职称占 50% 以上。设口腔综合治疗椅 100 台，病床 80 张。年门诊量 18 万余人次。

4. 大连医科大学附属大连市口腔医院

医院等级：三级

地址：辽宁省大连市沙河口区长江路 935 号

网址：http://www.dlkq.cn

简介：大连医科大学附属大连市口腔医院始建于 1951 年，是大连市建院最早、规模最大的三级口腔专科医院。总院坐落在沙河口区，下设 7 个门诊部。设牙体牙髓科、口腔颌面外科、口腔修复科、口腔正畸科、牙周黏膜科、儿童口腔科、综合科、特诊科、种植科、老年口腔科等 22 个临床科室和 6 个医技科室。现有职工 500 余人，其中高级职称 100 余人。设口腔综合治疗椅 230 台，床位 70 张。年门诊量 50 万人次。

5. 佳木斯大学附属第二医院（口腔医院）

医院等级：未知

地址：黑龙江省佳木斯市红旗街 522 号

网址：http://kqyxy.jmsu.edu.cn

简介：佳木斯大学附属第二医院（口腔医院）建院于 1974 年，现已发展为集教学、科研和医疗三位一体的高等教育医学院校。现有颌面外科、口腔种植牙科、整形美容外科、牙体牙髓病科、牙周黏膜病科、儿童牙病科、正畸科、修复科等专业口腔重点科室；特色科室包括神经外科、泌尿外科、普外科、骨外科、神经内科及康复中心、综合内科、耳鼻咽喉科、眼科、妇科麻醉科等综合科室。年住院量 5000 余人次，年手术量达 2500 余人次。年门急诊量近 13 万人次。

6. 沈阳市口腔医院

医院等级：三级

地址：沈阳市和平区中山路 138 号

网址：http://www.syskqyy.com/index.aspx

简介：沈阳市口腔医院始建于 1947 年，经历了沈阳市立牙科医院、沈阳市牙病防治所、沈阳市工农兵牙病防治所、沈阳市口腔病防治院、沈阳市口腔医院的名称变更，是一所集口腔临床医学、预防医学、教学和科研于一体的口腔专科医院。医院有口腔内科、口腔外科、修复、正畸和预防 5 大科系，下设特诊治疗科、特诊修复科、牙体牙髓病科、牙周黏膜病科、儿童口腔科、干诊科、正畸科、口腔修复科、修复技术室、种植修复中心、口腔颌面外科（颞颌关节病）门诊、病房、综合急诊科、大东门诊部及铁西门诊部。现有职工 392 人，在岗职工 249 人，具有高级职称 67 人。有口腔综合治疗椅 130 台、病床 43 张。年门诊量约 15 万人次。

7. 哈尔滨医科大学附属第二医院口腔医学中心

医院等级：三级甲等

地址：哈尔滨市学府路 246 号

网址：http://www.hrbmush.edu.cn

简介：哈尔滨医科大学附属第二医院口腔医学中心下设有口腔内科、口腔正畸科、口腔修复科、牙周黏膜科、口腔种植科、儿童口腔科、口腔放射科和口腔颌面外科 8 个临床科室，拥有主任医师 13 人，副主任医师 11 人。口腔颌面外科现有床位 60 张，年手术量约 3000 人次。

8. 黑龙江省口腔病防治院·黑龙江省口腔医院

医院等级：未知

地址：哈尔滨市南岗区一曼街 121 号

网址：http://www.hljskqyy.com

简介：黑龙江省口腔病防治院·黑龙江省口腔医院创建于 1979 年，2013 年加挂黑龙江省口腔医院牌子，是集医疗、教学、科研、预防保健为一体的现代化口腔专科公立医院。设有 VIP 诊室、口腔预防科、口腔正畸科、牙体牙髓科、口腔修复科、牙周黏膜科、儿童口腔科、口腔颌面外科和口腔种植科共 9 个临床科室及标准的消毒供应室、技工室等。有在职职工 92 人，口腔综合治疗椅 60 台，年门诊量达 7 万余人次。

第七节　西　北　区

1. 第四军医大学第三附属医院·第四军医大学口腔医院

医院等级：三级甲等

地址：西安市长乐西路 145 号

网址：http://kqwww.fmmu.edu.cn

简介：第四军医大学第三附属医院·第四军医大学口腔医院创建于 1935 年，前身系国立南京中央大学牙医专科学校。设有口腔综合科、口腔正畸科、牙体牙髓病科、老年病科、口腔修复科、医学整形美容中心、关节病科、儿童口腔科、口腔预防科、口腔颌面外科、面瘫专科、疼痛门诊、牙周黏膜病科、口腔种植科、口腔特诊科、口腔修复工艺科、消毒供应中心、影像科、检验科、急诊科等临床科室。现有高级职称人员 111 人，口腔综合治疗椅 270 台，病床 144 张。年门诊量 50 余万人次，年收治住院量 6200 余人次。

2. 西安交通大学口腔医院

医院等级：三级甲等

地址：陕西省西安市新城区西五路 98 号

网址：http://www.dentalxjtu.com

简介：西安交通大学口腔医院的前身是 1985 年成立的西安医科大学口腔医院，2000 年更名为西安交通大学口腔医院，是集医疗、教学、科研、预防保健为一体的三级甲等口腔专科医院。医院设 13 个临床科室：牙体牙髓病科、牙周黏膜病科、儿童牙病科、牙槽外科、修复科、正畸科、口腔预防科、急诊综合科、特诊科、种植科、头颈肿瘤外科、颅颌面整形创伤外科和手术麻醉科；6 个医辅科室：口腔技工中心、消毒供应中心、药剂科、影像科、病理科和检验科。现有在职职工 464 人，其中高级职称 71 人。有口腔综合治疗椅 218 台，病床 76 张。年门急诊量 35 万人次，出院患者近 2000 人。

3. 兰州大学口腔医院

医院等级：三级

地址：兰州市东岗西路 199 号

网址：http://kqyxy.lzu.edu.cn

简介：1988 年原兰州医学院第一附属医院口腔科扩建成兰州医学院口腔门诊部，1995 年独立选址新建了兰州医学院口腔门诊部，2002 年在原门诊部基础上筹建口腔医院，2004 年更名为兰州大学口腔医院，是集医疗、教学、科研、预防保健为一体的省级专科医院。设有口腔内科、口腔颌面外科、口腔修复科、口腔正畸科、口腔预防保健科、口腔放射中心、口腔消毒中心、义齿制作中心、口腔种植中心等十多个口腔临床医技科室。现有教职工及医护人员 117 人，其中教授、主任医师 11 名，副教授、副主任医师 12 人，讲师、主治医师 21 人，助教、住院医师 12 人。有口腔综合治疗椅 94 台。

4. 宁夏医科大学总医院口腔医院·宁夏医科大学附属口腔医院

医院等级：三级甲等

地址：银川市兴庆区胜利街 769 号

网址：http://www.nyfy.com.cn/deptInfokqyy/index.asp?deptId=131

简介：宁夏医科大学总医院口腔医院·宁夏医科大学附属口腔医院是宁夏医科大学总医院直属分支机构，是宁夏回族自治区唯一一所集口腔医疗、教学、科研、考培和预防保健为一体的省级口腔专科医院，于 2014 年建成开业。分设有牙体牙髓病科、牙周病科、口腔颌面外科、口腔修复科、口腔正畸科、儿童口腔科、特诊科、口腔种植中心、唇腭裂序列治疗中心、微创无痛拔牙中心及急诊科、放射科、消毒供应室等专业科室。现有人员 95 人，其中正高级职称人员 13 人，副高级职称人员 17 人。医院编制床位 60 张，开放床位 53 张，计划设置口腔综合治疗椅 120 台，一期实际开放 72 台。

5. 银川市口腔医院

医院等级：二级

地址：宁夏银川市兴庆区解放东街 95 号（老院）；宁夏银川市金凤区正源北街 157 号（新院）

网址：http://www.yckqyy.com

简介：银川市口腔医院始建于 1989 年，是宁夏回族自治区最大的一所集医疗、教学科研、预防保健为一体的口腔专科医院。设有 12 个临床门诊科室：口腔正畸科、口腔修复科、牙周黏膜科（洁牙室）、口腔预防保健科、口腔种植科、省级干部诊室（VIP）、口腔颌面外科（整形美容科）、牙体牙髓病科、儿童口腔科、特诊科、急诊综合科和麻醉科；1 个口腔颌面外科病区；6 个医技科室：药剂科、检验科、放射科、B 超心电图室（体检中心）、供应室和口腔技工室。现有职工 458 人，专业技术人员 426 人，其中中、高级职称人员 72 人。有口腔综合治疗椅 228 台，床位 66 张。

6. 乌鲁木齐市口腔医院

医院等级：三级

地址：新疆乌鲁木齐市天山区中山路 196 号

网址：http://www.wskqyy.com

简介：乌鲁木齐市口腔医院建于 1988 年，目前是新疆维吾尔自治区规模最大、专业科室设置最健全的一所集医疗、教学、科研、预防保健指导为一体的口腔三级专科医院。医院按专业细化分为 9 个专业，设置专业科室 11 个：牙体牙髓科、齿槽外科、口腔修复科、正畸科、儿牙科、牙周黏膜科、专家科、口腔预防保健科、颌面外科病房和口腔种植中心、特诊科。医技科室 6 个：放射科、检验科、药剂科、设备科、制作中心和消毒中心。现有在岗职工 220 人，卫生专业技术人员 182 人，其中具有高级职称 28 人、中级职称 71 人、初级职称 107 人。设口腔综合治疗椅 120 台，病床 50 张。

7. 西宁市口腔医院

地址：西宁市城中区福路巷 16 号

网址：http://www.qhxnkqyy.com

简介：西宁市口腔医院成立于 1958 年，是青海省唯一一所集医疗、预防、保健、教学实习于一体的口腔专科医院。总院位于西宁市城中区，另设有大十字、胜利路、东台和北大街正畸 4 个门诊部。医院现设有牙体牙髓病科、口腔颌面外科、口腔正畸科、口腔修复科、种植科、牙周病科、儿童牙病科、放射科、检验科、功能科、预防保健科等医技科室。全院现有职工 155 人，专业技术人员 144 人，其中中、高级专业技术人员 31 人。年门诊量达 17 万余人次。

8. 兰州市口腔医院

医院等级：未知

地址：甘肃省兰州市城关区皋兰路 62 号（总院）；甘肃省兰州市西固区玉门街 27 号（西固门诊部）；甘肃省兰州市安宁区安宁东路 252 号（安宁门诊部）

网址：http://www.lzkqyy.com

简介：兰州市口腔医院是甘肃省最早的一所口腔专科医院，成立于 1972 年，其前身是兰州市牙病防治所，1982 年更名为口腔病防治所，1990 年更名为兰州市口腔医院，另有西固门诊部和安宁门诊部。目前医院设有特诊科、体检中心、牙体牙髓科、颌面外科、修复科、正畸科、儿科、牙周黏膜科和种植中心 9 个业务科室，以及消毒供应室、影像放射科 2 个辅助科室。现有卫生技术人员 86 人，其中高级专业技术人员 12 人，中级专业技术人员 36 人，初级专业技术人员 47 人。设口腔综合治疗椅 60 台，床位 30 张。年门诊量近 10 万人次。

9. 新疆医科大学附属口腔医院

医院等级：三级甲等

地址：新疆维吾尔自治区乌鲁木齐市鲤鱼山南路 137 号

网址：http://www.xydyfy.cn

简介：新疆医科大学附属口腔医院的前身是新疆医科大学第一附属医院口腔科，建于 1956 年，2013 年成立口腔医学中心，2014 年成立新疆医科大学附属口腔医院，并挂靠新疆医科大学第一附属医院管理，分院分别位于新疆医科大学第一附属医院昌吉分院及十二师分院。下设牙体牙髓科、牙周黏膜科、口腔修复科、口腔正畸科、儿牙预防科、牙槽外科、口腔放射、颌面肿瘤外科及颌面创伤外科。医院现有职工 130 人，其中主任医师 11 人，副主任医师 14 人，主治医师 33 人。设口腔综合治疗椅 120 台，病床 53 张。年门诊量 8 万多人次，年病房出院 1900 多人次。昌吉分院口腔科现有口腔综合治疗椅 15 台，职工 9 人；十二师口腔科现有口腔综合治疗椅 15 台，职工 3 人。

10. 青海大学附属医院口腔科

医院等级：三级甲等

地址：青海省西宁市同仁路 29 号

网址：http://www.qhuah.com

简介：青海大学附属医院口腔科成立于 1959 年，刚成立时与耳鼻喉、眼科共同组建为八病区，20 世纪 70 年代中期口腔科独立建科，2011 年划分为口腔外科、口腔内科和口腔修复正畸科 3 个独立的科室。口腔内科现有高级职称人员 3 人，中级职称人员 1 人，初级职称人员 3 人，口腔综合治疗椅 8 台。口腔修复正畸整形科包括 4 部分：口腔修复、口腔种植、口腔正畸和整形美容。现有医师 17 人，其中主任医师 1 人，副主任医师 3 人，初、中级医师 13 人。口腔外科现有医师 12 人，护士 13 人，其中主任医师、教授 3 人，副主任医师、副教授 1 人，副主任护师 1 人，主治医师 2 人。设口腔综合治疗椅 3 台，床位 35 张。

以上部分资料来源于各大医院官方网站，如有信息变动或不符之处，请以各大医院官方网站公布的最新信息为准。

（张玉楠）